**Sigrid Nesterenko**



# So therapieren Sie COPD

Der erste laienverständliche Ratgeber

für Betroffene und Angehörige

**Rainer Bloch Verlag**

**So therapieren Sie COPD**

Der erste laienverständliche Ratgeber für Betroffene und Angehörige

Sigrid Nesterenko

ISBN 978-3-9822245-4-1
Rainer Bloch Verlag
1. Auflage, 01.02. 2021
Paperback, DIN-A5

Druck: SOL-Service GmbH, Westendstraße 5, 86529 Schrobenhausen

Impressum:

Rainer Bloch Verlag, Schwetzinger Str. 4, D - 69469 Weinheim,
Webseite: www.Bloch-Verlag.de, buch@bloch-verlag.de

**Dringende Empfehlung:** Lassen Sie sich vor jeder Unternehmung /Handlung von einem fachlich qualifizierten Arzt, Facharzt und/oder Heilpraktiker beraten. Arbeiten Sie auch im Ausland nur mit dort zugelassenen und praktizierenden Fachkräften wie Ärzten und geprüften Heilpraktikern mit entsprechenden Referenzen. Investieren Sie lieber etwas mehr Geld in eine ordentliche Behandlung. Wir empfehlen grundsätzlich bei allen gesundheitlichen Problemen die Konsultation eines Arztes. Begeben Sie sich in medizinische Behandlung und lassen Sie sich von erfahrenen Ärzten helfen. Alle Texte in dieser Publikation dienen nur der Information. Sie sollten nicht als Handlungsempfehlung verstanden werden. Nur fachlich qualifizierte Kräfte können Ihre Situation bzw. Ihren Gesundheitszustand korrekt einschätzen bzw. beurteilen und geeignete Empfehlungen aussprechen.

## Inhaltsverzeichnis

# Vorwort

Ihr Arzt hat die Vermutung, dass Sie an COPD leiden? Denn es fällt Ihnen immer schwerer, die Treppen zu steigen? Schon die kleinsten Erledigungen sind Ihnen zu anstrengend, weil Ihnen ruckzuck die Puste ausgeht? Sie spüren eine rasche Ermüdung und wachen morgens mit einem reizenden Husten auf?

*COPD - was ist denn das?*

So oder ähnlich war vermutlich Ihre erste Reaktion, die Sie von sich gegeben haben, als Ihr Arzt dieses Wort in den Raum geworfen hat, begleitet von Sorgenfalten auf seiner Stirn. In diesem Moment haben Sie erahnt, dass es nichts Gutes zu bedeuten hat, aber was er genau damit sagen wollte, das erschließt sich für Sie erst Schritt für Schritt?

Keine Frage – die meisten Betroffenen haben bis zum Tag der Diagnose noch nie das Wort COPD gehört und können es sich kaum merken. Da ist es auch nicht verwunderlich, dass sich diese unbekannte Erkrankung zunächst wie ein Buch mit sieben Siegeln vor einem ausbreitet.

Ja, am Anfang steht ein einfacher Husten, nichts Schlimmes eigentlich, und doch so bedrohlich. Denn dieser Husten ist vor allem eines - hartnäckig, dazu noch lästig und er geht nicht mehr weg. Von Tag zu Tag wird er schlimmer. Kaum wacht man auf, beginnt das quälende Abhusten von Schleim, der zunehmend zäher wird und die Lungenfunktion massiv beeinträchtigt. Entzündete und dauerhaft verengte Atemwege sind die Folge, und Atemnot wird zum ständigen Begleiter.

Obwohl COPD aktuell die dritthäufigste Todesursache ist, ist diese bedrohliche Lungenerkrankung noch wenig bekannt und wird demzufolge oft erst im fortgeschrittenen Stadium festgestellt. Bei den über 70-Jährigen ist fast jeder Dritte betroffen, aber auch Jüngere erkranken, bei den über 40-Jährigen sind es ca. 14 %.

Hauptsächlich erwischt es Raucher, aber auch Personen, die niemals geraucht haben, sind davor nicht gefeit, denn auch andere Auslöser können zu dieser chronischen Lungenkrankheit führen.

Das Fatale ist, nicht jeder, der von COPD betroffen ist merkt, dass er immer kurzatmiger wird, bis es immer schwerer wird, einfachste Aufgaben zu erledigen. Je früher jedoch die Diagnose erfolgt und die Behandlung beginnen kann, umso geringer ist das Risiko, eine schwere Schädigung der Lunge zu erleiden.

Es gibt zwar derzeit keine Heilung für COPD, aber es gibt viele Möglichkeiten, die Krankheit in den Griff zu bekommen, den Verlauf hinauszuzögern und sich die verlorengegangene Lebensqualität ein Stück weit zurückzuholen. Bewegung, Ernährung, Nichtraucher werden und viel Eigeninitiative sind die wichtigsten Schlüsselwörter.

Überhaupt ist es wichtig, bei der COPD auch selbst die Zügel in die Hand zu nehmen, möglichst viel über die Erkrankung herauszufinden. Sich Informationen zu beschaffen und dadurch aktiv das Krankheitsgeschehen mit beeinflussen zu können, das ist bei COPD eine ganz wichtige Ausgangsbasis, um Verbesserungen der Symptome zu erreichen und den weiteren Krankheitsverlauf auszubremsen.

Das ist allerdings leichter gesagt als getan, denn die Erkrankung fordert auf vielen Ebenen viel ab, und das nicht nur den betroffenen Patienten selbst, sondern auch den nahen Angehörigen. Überhaupt sind sie es, die ermessen können, was die Krankheit eigentlich bedeutet.

Denn sie sind es, die jeden Tag aufs Neue erleben, was diese Krankheit aus dem Betroffenen und seiner ganzen Familie machen kann. Sie erleben, zu welch enormer Belastung sich die Krankheit für alle Beteiligten entwickeln kann, mit welchen kleinen Fortschritten und Rückschlägen man täglich zu kämpfen hat, und mit wieviel Hoffnung man nach immer neuen und noch so kleinen Strohhalmen greift.

In diesem Ratgeber erfahren Betroffene und Angehörige alles, was sie wissen müssen - wie COPD behandelt wird, welche Hilfen sie in Anspruch nehmen können und wie sie trotz allem das Leben genießen.

Profitieren Sie außerdem von den vielen Tipps aus der Sicht von Betroffenen und aus dem Bereich der Naturheilkunde.

Bewusst habe ich weitestgehend auf komplizierte Fachausdrücke verzichtet, um Ihnen einen leicht verständlichen Ratgeber zur Selbsthilfe an die Hand zu geben, der Ihnen eine wirklich wertvolle Hilfe sein soll.

Sigrid Nesterenko

# Was ist COPD?

COPD steht für den englischen Begriff „chronic obstructive pulmonary disease“ und wird auch als „chronisch obstruktive Lungenerkrankung“ bezeichnet. Es handelt sich bei COPD nicht einfach um einen „Raucherhusten“, sondern vielmehr um eine schwerwiegende Lungenerkrankung, die lebensbedrohlich werden kann. Typischerweise tritt sie bei Personen im Alter von über 40 Jahren auf, Männer und Frauen sind gleichermaßen betroffen.

COPD ist durch einen eingeschränkten Luftstrom und Atembeschwerden gekennzeichnet. Ohne ausreichenden Sauerstoff leidet der ganze Körper, sodass die Bewältigung des Alltags zunehmend schwierig wird. Die Probleme nehmen im Laufe der Zeit zu, da COPD fortschreitend ist.

Bereits eingetretene Schäden der Lunge sind nicht reversibel, das Fortschreiten der Erkrankung kann jedoch durch bestimmte Maßnahmen wie Medikamente, Ernährung und Bewegung verlangsamt werden. Zudem kann die Atemfähigkeit verbessert werden. Je früher die Erkrankung diagnostiziert wird, umso leichter ist die Behandlung zu handhaben.

Die Symptome entwickeln sich schleichend, sodass es häufig eine Weile dauert, bis der Verdacht auf COPD gelenkt wird. Oftmals wird COPD erst im fortgeschrittenen Stadium der Krankheit entdeckt, weil die Betroffenen die Frühwarnzeichen nicht kennen oder falsch interpretieren. Nicht selten denken die Patienten, sie seien kurzatmig aufgrund ihres fortgeschrittenen Alters.

Im Anfangsstadium erleiden viele Patienten über Monate oder sogar Jahre hinweg täglichen Husten mit Schleim und Auswurf. Begleitend kommen Atemlosigkeit, Keuchen, geschwollene Füße und Knöchel, Gewichtsverlust und bläuliche Verfärbungen von Lippen und Fingernägeln hinzu. Einige dieser Symptome treten erst im fortgeschrittenen Krankheitsstadium auf.

## Symptome

Typischerweise zeigt sich COPD durch leichten wiederkehrenden Husten mit oder ohne Schleim, der leichtfertig als lästiger Raucherhusten abgetan wird. Dabei wird übersehen, dass der Husten ein klassisches Frühwarnzeichen der COPD ist.

Weitere Symptome der COPD gesellen sich hinzu, schleichen sich langsam ein und werden mit der Zeit schlimmer. Betroffene müssen sich häufig räuspern, besonders in den Morgenstunden. Es kommt nach körperlicher Anstrengung zu Kurzatmigkeit, Treppensteigen und sportliche Aktivitäten können schwieriger werden, und manchmal müssen die Betroffenen aufgrund von Atemnot aufhören. Da die Symptome zu Beginn in leichter Form auftreten, werden sie häufig mit einer Erkältung, Grippe oder Bronchitis verwechselt.

Die wichtigsten Anzeichen der COPD werden als AHA-Symptomatik bezeichnet und stehen für **A**temnot, **H**usten und **A**uswurf.

Mit Fortschreiten der Erkrankung werden die Symptome konstanter, es kommt zu einem Engegefühl in der Brust, das Atmen wird zunehmend schwieriger, die Kurzatmigkeit zeigt sich bereits im Ruhezustand, nachts wacht man manchmal auf und fühlt sich atemlos. Die Sputumproduktion nimmt zu, Atemgeräusche klingen wie ein Pfeifen oder Türenquietschen, Erkältungen und Grippe treten häufiger auf, nach einem Infekt hält der Husten noch lange an.

Je stärker sich die Symptome verschlimmern, umso weniger kann man sie ignorieren. In fortgeschrittenem Stadium der COPD kommt es zu Gewichtsverlust, Müdigkeit, die Füße oder Knöchel schwellen durch

Flüssigkeitsansammlungen (Ödeme) an. Zudem können Schmerzen in der Brust und Bluthusten auftreten, obwohl dies meistens Hinweise auf andere Erkrankungen sind wie etwa Lungenkrebs.

Im weiteren Verlauf der Erkrankung kann es zu plötzlichen und sehr deutlichen Symptomverschlechterungen kommen, was als Schübe oder Exazerbation bezeichnet wird. Üblicherweise treten diese mehrmals im Jahr auf, besonders in der Winterzeit. Hierbei verstärkt sich der Husten mit Auswurf, und es treten Atemnot-Anfälle auf.

Wenn die Fingernägel oder Lippen bläulich sind, da der Sauerstoffgehalt im Blut zu niedrig ist, es Schwierigkeiten gibt, Luft zu holen oder zu sprechen, Verwirrtheit und Herzrasen auftreten, ist sofortige ärztliche Hilfe erforderlich.

## Formen von COPD (Blue Bloater und Pink Puffer)

Bei einer chronisch obstruktiven Lungenerkrankung erfolgt eine Einteilung nach Formen oder Patientengruppen in die sogenannten Blue Bloater (Blaue Huster) und die Pink Puffer (Rosa Keucher). Die Bezeichnungen orientieren sich an den Hautverfärbungen, welche die jeweiligen Patientengruppen aufweisen. Der Blue Bloater kennzeichnet sich durch blaue Lippen und blaue Hände, während der Pink Puffer eine leicht pinkfarbene Hautfarbe aufweist. Beide Formen unterscheiden sich grundsätzlich voneinander in Bezug auf Symptome, körperliche Beschwerden und Begleiterkrankungen, dennoch gibt es auch Mischtypen.

*Blue Bloater - Blaue Huster/Aufgedunsene*

COPD-Patienten vom Typ Blue Bloater leiden vorrangig unter chronischer Bronchitis. Starker Husten und Auswurf sind typisch für diese Form der COPD, ebenso wie der Sauerstoffmangel im Blut (Hypoxie). Der Sauerstoffmangel führt gerade im fortgeschrittenen Stadium der Krankheit zu einer bläulichen Verfärbung der Lippen, mitunter auch der Hände. Hier wird von „Blausucht“ (Zyanose) gesprochen.

Gleichzeitig reichert sich vermehrt Kohlendioxid im Blut an, was zu einer eher gering ausgeprägten Atemnot führt. Aufgrund des Sauerstoffmangels, bildet der „Blaue Huster“ in höherem Maße rote Blutkörperchen. Blue Bloater haben meist mit Übergewicht zu kämpfen, verlieren aber dennoch stetig an Muskelmasse, wenn dem nicht durch Ernährung und Bewegung entgegengewirkt wird. Daher empfiehlt sich für diese Patientengruppe eine eiweißreiche, fettarme und vitalstoffreiche Ernährung.

*Pink Puffer - Rosa Schnaufer/Keucher*

Pink Puffer bezeichnet Patienten mit Lungenemphysem. Die Lungenbläschen zeigen sich hier extrem überdehnt oder können sogar zerstört sein, was als Überblähung der Lunge bezeichnet wird. Bei zerstörten Alveolen haben die Patienten besonders große Probleme mit dem Ausatmen. Kohlendioxid, als Abfallprodukt aus der Nährstoffverwertung mittels Sauerstoff, bleibt teilweise in den Lungenbläschen zurück und kann nicht ausgeatmet werden. Starke Atemnot kennzeichnet die Pink Puffer, auch tritt verstärkt trockener Husten ohne Auswurf auf.

Die Haut ist bei diesen COPD-Betroffenen leicht pinkfarben. Weil die starke Atemnot die Atemhilfsmuskulatur sehr beansprucht, verbrauchen Pink Puffer viel Energie und leiden oft an Untergewicht und einem Rückgang der Muskelmasse, was sich im Laufe der Krankheit zeigt. Hier sollte ebenfalls mit einer angepassten Ernährung, die auf eine erhöhte Kalorienzufuhr mit zeitweise fettreicher Nahrung und abgestimmten Mineralstoffen und Vitaminen setzt, entgegengesteuert werden.

# Diagnose von COPD

Schon bei den ersten Anzeichen, die einen Verdacht auf COPD aufkommen lassen, sollte ein Arzt aufgesucht werden, idealerweise ein Lungenfacharzt. Je früher die COPD diagnostiziert wird, umso besser kann die Erkrankung behandelt werden, und die Chancen steigen, die noch vorhandene Lungenfunktion weitestgehend zu erhalten und Folgeerkrankungen hinauszuzögern oder sogar zu verhindern.

***Für die Diagnosestellung sind folgende Untersuchungen relevant:***

***Anamnese***

Bei einem ausführlichen Arzt-Patientengespräch (Anamnese) geht es um das Abfragen der vorliegenden Beschwerden, gesundheitlichen Vorgeschichten und möglicher Risikofaktoren wie insbesondere Rauchen. Dabei ist es für den Arzt wichtig zu erfahren, ob es in Ihrer Familie Personen mit COPD gibt. Anschließend erfolgt eine körperliche Untersuchung.

***Körperliche Untersuchung***

Die körperliche Untersuchung beinhaltet das Abhören der Lunge, um ggf. ungewöhnliche Atemgeräusche festzustellen.

Um eine mögliche Herzschwäche abzuklären, die häufig mit COPD einhergeht, achtet der Arzt auf Wassereinlagerungen wie insbesondere geschwollene Knöchel. Blaue Lippen und Finger deuten auf einen Sauerstoffmangel hin.

### *Lungenfunktionstest (Spirometrie)*

Der Lungenfunktionstest ist der Haupttest für COPD, mit dem gemessen wird, wieviel Luft in die Lunge ein- und ausströmen kann und wie schnell dies geschieht.

Mit seiner Hilfe kann COPD diagnostiziert werden, bevor Symptome auftreten, indem eine mögliche Beeinträchtigung der Lungenfunktion festgestellt wird. Eine beeinträchtigte Lungenfunktion ist ein erster Hinweis auf COPD. Während bei einer leichten COPD die Lungenfunktion bei über 80 % liegt, sinkt diese im fortgeschrittenen Stadium auf weniger als 30 %.

Auch für die Bestimmung des Krankheitsstadiums kommt er zum Einsatz, was für die Festlegung eines individuellen Behandlungsplans von Bedeutung ist.

Für die Messung atmet man tief ein und bläst so stark wie möglich in ein Röhrchen. Man kann den Test wiederholen, nachdem ein bronchienerweiterndes Medikament verabreicht wurde, durch das die Atemwege geöffnet werden.

### *Blutgasanalyse*

Eine Blutgasanalyse wird in der Regel im weiteren Verlauf der Erkrankung herangezogen, um den Sauerstoffgehalt im Blut zu überprüfen.

Zudem geht es bei diesem Diagnoseverfahren darum, einen eventuellen Alpha-1-Antitrypsin-Mangel zu überprüfen. Neben anderen Ursachen kann dieser Mangel ebenfalls ein Auslöser der COPD sein, weil hierdurch eine wesentliche Schutzfunktion für die Lungenbläschen fehlt.

***Pulsoxymeter***

Das Pulsoxymeter ist ein Gerät, das an einen Finger geklemmt wird und mit dessen Hilfe die Sauerstoffmenge gemessen werden kann.

***Thorax-Röntgen***

Eine Röntgenaufnahme des Oberkörpers wird zwar nicht zur COPD-Diagnose eingesetzt, aber sie dient dazu, andere Erkrankungen auszuschließen, die ähnliche Symptome aufweisen, wie etwa eine Lungenentzündung.

Im fortgeschrittenen Stadium der COPD kann sich im Thorax-Röntgenbild eine deutlich vergrößerte Lunge zeigen.

## Schweregrade und Stadieneinteilung

Bei der Diagnose einer COPD wird der Schweregrad der Lungenerkrankung durch den Facharzt eingeschätzt, um die richtigen Medikamente in der geeigneten Dosis festzulegen und weitere Therapiemaßnahmen einzuleiten. Der Schweregrad ist in die sogenannten GOLD-Stadien 1-4 unterteilt und richtet sich nach dem Lungenfunktionswert. Weiterhin wird auch in die Patientengruppen A-D unterschieden, um individuelle Symptome und die Häufigkeit von Exazerbationen in den Schweregrad miteinfließen zu lassen.

GOLD steht als Abkürzung für die „Global Initiative for Chronic Obstructive Lung Disease“. Das ist eine Expertenkommission, die Ende der 1990er Jahre von der Weltgesundheitsorganisation (WHO) ins Leben gerufen wurde. Sie hat die vier Stadien einer COPD definiert und Richtlinien festgelegt.

Die Kommission gibt jedes Jahr einen Bericht mit aktuellen Behandlungsempfehlungen nach dem neuesten Kenntnisstand in Medizin und Forschung für die behandelnden Ärzte heraus.

### *Schweregrad-Einteilung in GOLD-Stadien und Patientengruppen*

Relevante Parameter zur Diagnose und Beurteilung des Schwergrads einer COPD sind die mittels Lungenfunktionstest (Spirometrie) ermittelten Lungenfunktionswerte „FVC“ und „FEV1“, wobei der FEV1 Wert für die Schweregrad-Einteilung ausschlaggebend ist.

FVC ist das Kürzel für die Forcierte Vitalkapazität, welche die Luftmenge beziffert, die ein Mensch nach maximal möglichem Einatmen wieder ausatmet. Bei gesunden Erwachsenen liegt die Menge bei etwa 3 bis 5 Liter. Der Wert FEV1 (Einsekundenkapazität) gibt Aufschluss darüber, wie viel Luft der/die Patient(in) nach maximal möglichem Einatmen binnen einer Sekunde so schnell wie möglich wieder ausatmen kann.

Die Diagnose COPD wird gestellt, wenn der FEV1 Wert weniger als 70% des FVC-Wertes beträgt. Die Einordnung in eines der vier GOLD-Stadien (leicht bis sehr schwer) erfolgt durch Vergleich des gemessenen FEV1-Wertes mit dem individuellen FEV1-Sollwert des Patienten, der aus Alter, Geschlecht und Größe berechnet wird:

- FEV1 ≥ 80 % Sollwert entspricht GOLD 1 (leicht)
- FEV1 < 80 % und ≥ 50 % des Sollwertes entspricht GOLD 2 (mittelgradig)
- FEV1 < 50 % und ≥ 30 % des Sollwertes entspricht GOLD 3 (schwer)
- FEV1 < 30 % des Sollwertes entspricht GOLD 4 (sehr schwer)

### *Informationen zu den COPD Stadien GOLD 1-4*

Das Stadium GOLD 1 wird mit dem Anfangsstadium einer COPD oder einer leichten COPD gleichgesetzt. Die Abweichung vom Sollwert beträgt hier zwischen 0 und 20 %, die Atembeschwerden zeigen sich gering ausgeprägt. Mitunter sind chronischer Husten und vermehrte Schleimproduktion vorhanden. In diesem Stadium wird die Krankheit noch nicht so einschränkend oder überhaupt als solche von den Betroffenen wahrgenommen.

COPD GOLD 2 stellt die mittelschwere COPD dar, bei der die Lungenfunktion zwischen 20 und 50 % vom Sollwert abweicht. Typische Symptome sind in diesem Stadium chronischer Husten und Auswurf. Unter körperlicher Belastung verspüren die Patienten Atemnot. Für Betroffene, die wenig Bewegung in den Alltag integrieren, kann das bedeuten, dass sie die Einschränkung der Lungenfunktion gar nicht bemerken.

Eine schwere COPD liegt im Stadium GOLD 3 vor. Die Lungenfunktion weist eine Abweichung von 50-70 % vom Sollwert auf. Dies kann beim Patienten zu starken Atembeschwerden, Husten und zäher Schleimbildung führen. Schon bei geringen Belastungen wie Treppensteigen kann Atemnot auftreten. Nicht selten machen sich Herz-Kreislaufprobleme bemerkbar, was darauf schließen lässt, dass der Sauerstoffmangel auch bereits andere lebenswichtige Organe in Mitleidenschaft zieht.

COPD GOLD 4 wird als Endstadium der Lungenkrankheit gesehen. Die Abweichung der Lungenfunktion vom Sollwert liegt dann schon bei mehr als 70 %, was eine chronische Unterversorgung mit Sauerstoff und schwere Atemnot sogar in Ruhe bedeutet. Die körperliche Belastbarkeit ist ebenso wie die seelische Stabilität in diesem Stadium extrem eingeschränkt. Husten und Auswurf wie auch Herz-Kreislaufprobleme begleiten die Atemnot. Aufgrund des Sauerstoffmangels können sich Haut und Lippen blau verfärben. Lungenentzündungen häufen sich mitunter.

Appetitmangel, Müdigkeit, Erschöpfung, Depressionen und Ängste bilden weitere mögliche Begleiterscheinungen der sehr schweren COPD ab.

### *Patientengruppen nach Häufigkeit der Exazerbationen und Symptome*

Zusätzlich wird anhand der Häufigkeit von Exazerbationen und dem Ausmaß der Symptome in den letzten 12 Monaten in die Patientengruppen A-D unterschieden. So kann eine nochmals differenzierte Zuordnung zu einem Schweregrad erfolgen.

Zur Bestimmung der individuellen Patientengruppe in Bezug auf die Symptomatik wurde der COPD Assessment Test oder CAT-Score entwickelt. In diesem Fragebogen macht der Patient in Form vom Punkten (0-5) Angaben zu Hustenhäufigkeit, Verschleimung, Engegefühl in der Brust, Atemnot beim Treppensteigen, Einschränkungen bei häuslichen Aktivitäten, Angst, das Haus wegen der Erkrankung zu verlassen, Schlaftiefe und Energiestatus.

Zur Auswertung werden die Punkte aller Fragen addiert. Bei insgesamt 10 oder mehr Punkten besteht der Verdacht auf eine COPD.

Alternativ kann auch der mMRC-Score (Modified Medical Research Council), der die Schwere der Atemnot bei COPD-Patienten klassifiziert, angewendet werden. Hier finden sich die mMRC-Grade 0-4, die das Ausmaß der Atemnot benennen: 0 bei schweren Anstrengungen, 1 bei schnellem Gehen/leichten Anstiegen, 2 langsameres Gehen als Gleichaltrige durch die Atemnot, 3 bei Gehstrecken um die 100 m, 4 beim An-/Ausziehen. Hier wird ebenfalls mit Fragen, die nach einem Punktesystem beantwortet werden, vorgegangen. Ab einem Punktwert von 2 ist eine COPD wahrscheinlich.

In die Auswertung der jeweiligen Fragetests fließt auch die Anzahl von Exazerbationen innerhalb der letzten 12 Monate ein. So lassen sich die vier Patientengruppen im Einzelnen nach CAT-Score/mMRC-Grad und Exazerbationen unterscheiden:

| Patientengruppe A | 0 bis 1 Exazerbationen ohne Krankenhausbehandlung pro Jahr (niedrig), CAT < 10, mMRC 0 bis 1 (wenige Symptome) |
|---|---|
| Patientengruppe B | 0 bis 1 Exazerbationen ohne Krankenhausbehandlung pro Jahr (niedrig), CAT ≥ 10, mMRC ≥ 2 (vermehrte Symptome) |
| Patientengruppe C | ≥ 2 Exazerbationen oder mindestens 1 mit Krankenhausbehandlung pro Jahr (hoch), CAT < 10, mMRC 0-1 (wenige Symptome) |
| Patientengruppe D | ≥ 2 Exazerbationen oder mindestens 1 mit Krankenhausbehandlung pro Jahr (hoch), CAT ≥ 10, mMRC ≥ 2 (vermehrte Symptome) |

Als Beispiel kann für einen fiktiven Patienten anhand von Gold-Stadium und Patientengruppe folgender differenzierter Schweregrad angesetzt werden: Gold 2, Patientengruppe B ergibt den Schweregrad 2B.

# Rauchen und COPD

Rauchen gefährdet die Gesundheit, in den USA gilt Rauchen als Ursache von jährlich über 400.000 Todesfällen. Besonders die Lungen werden durch Rauchen in Mitleidenschaft gezogen, und je länger man raucht, umso weniger effizient werden die Lungen.

Frauen sind anfälliger für die Auswirkungen, die das Rauchen mit sich bringt. Bei der gleichen Menge an Zigarettenrauch tragen Frauen ein höheres Risiko als Männer.
Raucherinnen tragen ein fast 13-mal höheres Risiko, an COPD zu sterben als Frauen, die nie geraucht haben. Leider werden Frauen noch immer falsch diagnostiziert. Lange Zeit wurde COPD als Männerkrankheit angesehen, und noch immer gehen viele Ärzte davon aus, dass sie nicht bei Frauen auftritt.

Als häufigste Ursache für die Entstehung von COPD gilt Rauchen, bis zu 90% aller COPD-Fälle werden durch das Rauchen von Zigaretten ausgelöst. Nur eine geringe Anzahl von Krankheitsfällen ist auf andere Faktoren wie Luftverschmutzung oder Genetik zurückzuführen. Nahezu die Hälfte der Personen, die lebenslang rauchen, erkrankt irgendwann an COPD. Die Wahrscheinlichkeit, an COPD zu erkranken, nimmt mit der gesamten Rauchbelastung zu.

Auch Passivrauchen kann zu COPD führen, bei Nichtrauchern ist dies in bis zu 20 % der Fälle die Ursache. Auch andere Raucharten rücken zunehmend in den Fokus, Wasserpfeifenrauch wird als genauso schädlich eingestuft wie der Rauch von Zigaretten. Rauchen Frauen während der Schwangerschaft, erhöht dies das COPD-Risiko für das ungeborene Kind.

Rauchen erhöht nicht nur das Risiko, an COPD zu erkranken, sondern es ist auch ein wesentlicher Auslöser für COPD-Schübe. Dies betrifft nicht nur das aktive Rauchen, sondern auch Passivrauchen. Durch Rauchen werden die Lunge und Atemwege geschädigt. Beeinträchtigte Lungen haben Schwierigkeiten, ausreichend Sauerstoff ein- und auszuatmen, sodass es schwerfällt, überhaupt zu atmen.

Wenn eine Zigarette brennt, entstehen mehr als 7.000 Chemikalien, von denen viele schädlich sind. Allgemein betrachtet kommt es durch die Giftstoffe im Zigarettenqualm zu einer Schwächung der Abwehrkräfte der Lunge gegen Infektionen. Auch verengte Atemwege und Schwellungen sind Folgen, welche zur COPD beitragen.

Die gesundheitlichen Risiken des Rauchens sind besonders auf vier Hauptkomponenten zurückzuführen, nämlich Nikotin, Karzinogene, Kohlenmonoxid und Reizstoffe. Allein zu den Karzinogenen, den krebserregenden Stoffen, zählen ca. 40 verschiedene Chemikalien.

Lungenkrebs entsteht bei den meisten Patienten durch Rauchen, das Risiko hängt davon ab, wie viele Zigaretten täglich geraucht werden.

Zudem sind Reizstoffe enthalten wie Formaldehyd, Ammoniak und Oxide, die Schwellungen in den Atemorganen verursachen. Kohlenmonoxid ist eine weitere Substanz, die sich ungünstig auf die Gesundheit auswirken kann. Es schädigt nicht nur das Kreislaufsystem, sondern führt auch zu einer beeinträchtigten Sauerstoffversorgung des Herzens.

Als besonders kritisch zu betrachten ist Nikotin, welches den Suchteffekt des Rauchens bewirkt und zu den gefährlichen Feinstaubpartikeln zählt, die beim Rauchen ausgestoßen werden. Derartige Partikel führen zu Schädigungen der Flimmerhärchen, die die Lunge bedecken und ihr helfen, alle angesammelten Schadstoffe aus den Bronchien zu transportieren. Können die Flimmerhärchen nicht optimal funktionieren, verbleiben Schadstoffe in den Lungen, infolgedessen sich die Anfälligkeit für grippale Infekte, Bronchitis und weitere Erkrankungen der Atemwege erhöht. Außerdem kann Nikotin den Blutdruck erhöhen und einen beschleunigten Pulsschlag auslösen. Je nach Quelle ist zwar zu lesen, dass Rauchen nicht direkt für erhöhten Blutdruck verantwortlich sei, allerdings erhöht es das Risiko, einen Herzinfarkt oder Schlaganfall zu erleiden. Rauchen ist auch den Knochen mehr als abträglich, denn es behindert ihre ordnungsgemäße Nährstoffversorgung, was die Knochen langfristig schädigt. Bei Rauchern zeigt sich der jährliche Knochenverlust unterm Strich doppelt so groß wie bei Nichtrauchern.

### *Mit dem Rauchen unbedingt aufhören*

Es versteht sich praktisch von selbst, bei der Diagnose COPD das Rauchen unverzüglich einzustellen. Allerdings ist das für Abhängige nicht immer leicht umzusetzen, besonders, wenn sie nahezu Zeit ihres Lebens geraucht haben.

## Sauerstoff – das Lebenselixier

Ohne Sauerstoff könnte der Mensch nicht atmen und nicht leben. Nahezu alle Lebewesen benötigen das chemische Element, das in erster Linie über die Luft aufgenommen wird, die zu einem Fünftel aus Sauerstoff besteht. Eingeatmeter Sauerstoff ist Antriebsmotor und Lebenselixier für alle Organe und Zellen im menschlichen Körper. Durch die Verbrennung von Nährstoffen erhalten die Zellen ihre Energie, allerdings kann die Verbrennung nur stattfinden, wenn Sauerstoff aus der eingeatmeten Luft über das Blut in die Zellen gelangt. Dazu braucht es neben vielen anderen körpereigenen Atmungsmechanismen auch funktionierende und gesunde Lungen.

Chronische Lungenerkrankungen wie COPD beeinträchtigen durch Atembeschwerden oder gar Atemnot die Sauerstoffversorgung der Zellen, es kann ein chronischer Sauerstoffmangel entstehen, bei dem Handlungsbedarf durch eine medizinische Sauerstofftherapie besteht.

### *Wissenswertes über Sauerstoff*

Sauerstoff ist in der Luft als geruchloses Gas enthalten. Bei einer Temperatur von minus 183 Grad geht Sauerstoff in den flüssigen Zustand über und verwandelt sich bei minus 218 Grad in hellblaue Kristalle. Durch die Atmung reduziert sich die aus der Luft aufgenommene Sauerstoffkonzentration auf etwa 3 %.

Erst Ende des 18. Jahrhunderts entdeckten die Wissenschaftler Carl Wilhelm Scheele und Joseph Priestley unabhängig voneinander den Sauerstoff, wie wir ihn heute aus den Lehrbüchern kennen, als sie Verbrennungsvorgänge untersuchten.

Sauerstoff ist nicht nur ein Lebenselixier, sondern wird auch in vielen Industriezweigen für verschiedenste Zwecke eingesetzt. Er ist wichtig für Verbrennungs-, Reinigungs-, Heiz- und Oxidationsprozesse, weshalb Sauerstoff in der Metall- und Lebensmittelindustrie, in der Autogentechnik oder in der Luft- und Raumfahrt unentbehrlich ist. Von besonders großer Bedeutung ist zudem die Verwendung in der Medizin und Notfallmedizin, wenn Sauerstoff zur lebenswichtigen Beatmung Einsatz findet.

## *Funktionierende Organe durch ausreichend Sauerstoff*

Der gesunde Mensch atmet in der Minute etwa 20 Mal ein und das geschieht völlig automatisch, ohne, dass es überhaupt wahrgenommen wird. Dabei nimmt er den benötigten Sauerstoff zum Leben auf, bis zu 20.000 Liter Luft passieren täglich die Lungen. Von den Bronchien über die Lungenbläschen (Alveolen) gelangt der Sauerstoff in die Blutbahn.

Das menschliche Herz pumpt unerlässlich Blut durch die Blutgefäße, damit es in alle Organe, Haut und Muskeln gelangen kann, um

Nährstoffe, Baustoffe und Sauerstoff abzuliefern. Blut besteht aus flüssigem Serum und den Blutzellen. Die roten Blutkörperchen als Teil der Blutzellen enthalten Hämoglobin, einen körpereigenen Farbstoff, welcher Sauerstoff aus der eingeatmeten und durch die Lunge geführten Luft bindet und somit den Transport in die Körperzellen gewährleistet. Der Zellstoffwechsel ist auf Sauerstoff für die Nährstoffaufnahme angewiesen.

Bei diesen Prozessen entsteht als Abfallprodukt Kohlendioxid, das wiederum zurück zur Lunge transportiert und ausgeatmet wird. In der Lunge kann gleich schon eine frische Ladung Sauerstoff mitgenommen werden. Den meisten Sauerstoff erhält das Gehirn, insbesondere, wenn Leistung gefragt ist, z. B. beim hochkonzentrierten Arbeiten, Lesen, Rechnen, Schreiben, Tüfteln. Eine Unterversorgung des Gehirns mit Sauerstoff hat das Absterben von Gehirnzellen zur Folge.

## *Sauerstoffmangel - Auswirkungen auf den Organismus*

Ohne ausreichend Sauerstoff funktioniert die Maschine Mensch nicht. Sauerstoff ist erforderlich für die Energie in den Zellen, er wirkt zudem ausgleichend auf das vegetative Nervensystem sowie die Hormone und kann einer vorzeitigen Alterung vorbeugen. Sauerstoff ist unerlässlich für gute Gehirnleistungen, Gedächtnis, Konzentration und Koordination. Auch der Stoffwechsel erledigt seine Aufgaben nur langsam und träge, wenn er nicht durch Sauerstoff angetrieben wird.

Sauerstoffmangel führt zu verschlechterten Gehirnfunktionen, Müdigkeit und schneller Erschöpfung, beeinträchtigt Konzentration und Lernfähigkeit. Migräne oder Kopfschmerzen sowie Herz-Kreislauf-Erkrankungen sind unliebsame Folgen. Alterungsprozesse schreiten schneller voran, der Mensch wird anfälliger für Entzündungen und Muskelschmerzen. Die Augen neigen zu dunklen Ringen, die Haut wirkt blass und fahl. Hinzu kommen nicht selten Übergewicht und Verdauungsprobleme.

## *Sauerstoffmangel durch COPD und die Folgen*

Die Sauerstoffversorgung zeigt sich bei fortschreitender Krankheit zunehmend eingeschränkt. Die verengten Bronchien verursachen einen erhöhten Atemwiderstand, was zu Atembeschwerden und bei Verschlechterung zu Atemnot führt. Dadurch gelangt zu wenig Luft in die Lungen, die Abgabe von Sauerstoff in das Blut ist geringfügig.

Neben der angstbesetzten, psychischen Belastung, die bei Atemproblemen vorhanden ist, sind Schwindel, Unruhe, Übelkeit Symptome einer Unterversorgung mit Sauerstoff. Darüber hinaus kann der Sauerstoffmangel zu Beeinträchtigungen im Gehirn führen.

In einer Studie, die in der Zeitschrift „Fortschritte Neurologie Psychiatrie 7/2013“ veröffentlich wurde (Am J Neuroradiol 2013; 34: 334-339) konnten die Wissenschaftler H. Zhang et al. für eine Gruppe von COPD-Patienten nach einer schweren Exazerbation aufzeigen, dass sich das graue Hirnvolumen verringert hatte, auch die kognitive Leistung war nach dem „Lungeninfarkt“ verschlechtert.

# Wie funktioniert die Atmung?

An die 20.000-mal am Tag atmet der Mensch ein und aus. Dabei nimmt er beim Einatmen über die Luft den lebenswichtigen Sauerstoff auf, den der Organismus für die Energiegewinnung benötigt. Im Gegenzug muss er aber auch „verbrauchte" Luft wieder abgeben. Dies geschieht durch das Ausatmen von Kohlendioxid, dem Abfallprodukt, das bei der Verwertung von Sauerstoff entsteht.
An den Atemvorgängen sind Mund, Nase, Bronchien, Zwerchfell, Atemhilfsmuskeln, Lunge und Gehirn gleichermaßen beteiligt, sie alle übernehmen Aufgaben und Teilschritte in diesem komplexen System. Eine bedeutende Funktion haben die Lungenbläschen oder Alveolen, da ohne sie der Austausch von Sauerstoff und Kohlendioxid nicht reibungslos möglich ist.

## *Die Atemwege, beteiligte Körperteile und Organe*

Damit der Organismus Luft und den daraus benötigten Sauerstoff aufnehmen und Kohlendioxid abgeben kann, nutzt er die oberen und unteren Atemwege. Nasenhöhle, Nasennebenhöhlen, Mundhöhle, Kehlkopf und Rachen bilden dabei die oberen Atemwege ab, während Luftröhre und Lunge als untere Atemwege bezeichnet werden.

Die Lunge, die sich in der Brusthöhle befindet, teilt sich in zwei Lungenflügel. Der linke Lungenflügel gliedert sich wiederum in zwei, der rechte Lungenflügel in drei Lungenlappen. Von der Luftröhre zweigen die Hauptbronchien jeweils in die beiden Lungenflügel ab, die sich in zahlreiche kleinere Bronchien bis zu allerkleinsten Bronchiolen verästeln, deren Endpunkt die Alveolen oder Lungenbläschen sind. Dieser Aufbau ähnelt einem auf dem Kopf stehenden Baum, wobei die Luftröhre den Stamm und die Alveolen eine Art Knospen am Ende der Verästelungen bilden.

Bis zu 300 Millionen Alveolen besitzt der gesunde Mensch, die von Blutgefäßen umgeben sind. In den Lungenbläschen findet der Gasaustausch, der auch als innere Atmung bezeichnet wird, statt. Dabei gelangt Sauerstoff in die Blutbahn und von dort in die Zellen, die ihn zur Energiegewinnung benötigen, Kohlendioxid wird über die Blutbahn wieder in die Alveolen zum Abtransport (Ausatmen) geleitet. Sauerstoff, wie auch Kohlendioxid müssen die Lungenbläschen passieren, um in bzw. aus dem Blut zu gelangen. Daher sind funktionsfähige und vollzählige Alveolen auch unerlässlich für eine optimale Atmung.

Verschiedene Muskelgruppen im Oberkörper unterstützen die Atmung. Bei der Brustatmung sind das die Zwischenrippen- und Atemhilfsmuskeln, bei der Bauchatmung wird das Zwerchfell, als größter, menschlicher Atemmuskel, aktiv. Brust- und Bauchatmung laufen dabei in Kombination ab.

Im Gehirn ist das Atemzentrum angesiedelt, welches die Atmung steuert. Über die Chemorezeptoren in den Blutgefäßen erhält das Atemzentrum Informationen über den Gehalt an Sauerstoff und Kohledioxid im Blut und kann die Atemvorgänge entsprechend dirigieren. Ist der Kohlendioxidgehalt im Blut zu hoch, wird die Atemfrequenz erhöht, damit der Überschuss über die Lungenbläschen an die Atemluft abgegeben werden kann. Eine Verringerung der Atemfrequenz ist notwendig, wenn zu wenig Sauerstoff im Blut vorhanden ist.

## *Die Abläufe der Atmung*

Zunächst muss sauerstoffreiche Luft eingeatmet werden. Dies geschieht über die Nase oder den Mund. Bei der Nasenatmung erfolgt bereits durch Nasenhärchen und Schleimhaut eine „Vorreinigung“ der eingeatmeten Luft von Schmutzpartikeln, Mikroorganismen und Krankheitserregern, die nicht in den Organismus gelangen sollen.

Damit der Mensch Luft holen kann, dehnt sich die Lunge aus und es wird eine Sogwirkung bzw. ein Unterdruck initiiert. Ähnlich einer Saugpumpe wird die Luft über Nase, Mund, Rachen, Luftröhre in die Lunge eingezogen. Dazu braucht es die verschiedenen Muskelgruppen, entsprechend der Brust- oder Bauchatmung.

Damit sich die Lunge ausdehnen kann, spannen sich Zwischenrippenmuskeln und Atemhilfsmuskulatur an, was bewirkt, dass sich der Brustkorb hebt und der Bereich im Brustkorb größer wird. So hat die Lunge nach oben Platz (Brustatmung). Die Anspannung des Zwerchfells führt zu einem Zusammenziehen des Atemmuskels, was der Lunge Platz in Richtung Bauchraum verschafft (Bauchatmung). Die sauerstoffreiche Luft kann jetzt in die Lunge und deren verästeltes Bronchiensystem bis zu den Lungenbläschen gelangen.

Die Alveolen sind dabei eine Blut-Luft-Schranke, die sich dicht an dicht an den feinsten Verzweigungen der Blutgefäße befinden und einen zügigen Übertritt des Sauerstoffs in die Blutbahn gewährleisten. Das mit Sauerstoff angereicherte Blut nimmt jetzt seinen Weg von der Lunge in die Lungenvenen bis zur linken Herzseite, von dort wird es durch den Körper in die Organe und Zellen gepumpt.

Durch den Stoffwechsel, d. h. die Verbrennung von Nährstoffen mit Hilfe von Sauerstoff, entsteht einerseits Energie und andererseits das Abbauprodukt Kohlendioxid. Das mit Kohlendioxid angereicherte Blut fließt nun über die obere und untere Hohlvene in die rechte Herzseite zurück und wird durch die Lungenarterien wieder in die Lunge und die Alveolen gepumpt. Das Kohlendioxid passiert die Blut-Luft-Schranke und kann ausgeatmet werden. Sauerstoffaufnahme und Sauerstoffabgabe geschehen dabei relativ gleichzeitig, wobei der Mensch dies kaum durch bewusste Atmung wahrnimmt.

Die angespannte Atemmuskulatur entspannt sich beim Ausatmen, wodurch sich das Lungenvolumen wieder reduziert, die „verbrauchte"

Luft wird nun durch die Atemwege herausgepresst und verlässt den Körper. Wie bereits erwähnt, bemerkt der Mensch die automatische Atmung nicht, es sei denn, er konzentriert sich auf sie oder führt sie bewusst herbei.

So funktioniert ein kräftiges Einatmen durch die bewusste Aktivierung der Zwischenrippen- und Atemhilfsmuskeln in Brust und Schultergürtel. Werden die Bauchmuskeln bewusst angespannt, drückt sich das Zwerchfell nach oben und ermöglicht ein kräftiges Ausatmen. *Gerade für COPD-Patienten bieten sich hier gezielte Atemübungen an,* welche die Atmung erleichtern und Atemnot lindern. Die nicht-invasive Beatmungstherapie ist eine weitere Möglichkeit, um die Atmung des Patienten zu unterstützen und die natürlichen Vorgänge mithilfe eines Maskensystems herbeizuführen. So kann Sauerstoff besser aufgenommen, Kohlendioxid leichter und effektiver abgeatmet werden.

## Zusammenhang von Husten und COPD

Husten ist ein lästiges Symptom, das mit COPD einhergeht und oftmals der Auslöser ist, einen Arzt aufzusuchen, der daraufhin die COPD diagnostiziert.

Husten wird als das besonders störende COPD-Symptom empfunden. Nicht nur, dass er den Schlaf unterbricht, sondern er beeinträchtigt auch soziale Ereignisse wie Kirchen- oder Theaterbesuche. Man möchte den Husten lindern oder besser noch – ganz loswerden, allerdings hat der Husten im Fall von COPD tatsächlich eine wichtige Funktion. Durch Husten wird der Schleim beseitigt, der die Atemwege blockiert, sodass es sich wieder leichter atmen lässt.

Während Therapien bei erkältungsbedingtem Husten darauf abzielen, den Husten zu lindern, wird COPD-Patienten empfohlen, so oft wie möglich zu husten. Manche Empfehlungen gehen sogar soweit, dass sie davon abraten, Maßnahmen zu ergreifen, die den Husten stoppen. Auf längere Sicht gesehen würde dies zu einem freieren Atemweg und somit einer leichteren Atmung führen.

Bei Rauchern, die von Husten betroffen sind, besteht der wichtigste Schritt darin, mit dem Rauchen aufzuhören. Der als „Raucherhusten" bekannte trockene Husten wird hierdurch spürbar gelindert.

Eine sich verschlechternde Hustenqualität sollte stets aufhorchen lassen. Ist etwa der Auswurf stärker oder sieht er anders aus als normalerweise, sollte der behandelnde Arzt aufgesucht werden. Dieser wird abklären, ob eventuell eine Verschlechterung oder Exazerbation vorliegt. Eine veränderte Hustenintensität kann verschiedene Ursachen haben, besonders der Kontakt mit Zigarettenrauch oder Reizstoffen ist hier relevant. Möglich ist auch eine vermehrte Produktion von Schleim oder Speichel.

Vermehrtes Husten kann auch als Folge eines weiteren Krankheitsbildes auftreten, das sich zusätzlich zur COPD entwickelt hat. Hier sind insbesondere Lungenentzündung, Grippe oder Refluxerkrankung zu nennen. Bei letzterer kann sich in liegender Position Magensäure Richtung Rachen bewegen und Husten auslösen. Wird eines dieser Krankheitsbilder diagnostiziert, werden diese entsprechend behandelt, sodass am Ende wieder ein normales Hustenniveau erreicht wird.

Empfiehlt der behandelnde Arzt den Einsatz von Hustenmedikamenten, kommen kurz- oder langwirksame inhalative Beta-Agonisten zum Einsatz. Hierbei handelt es sich um eine Art Bronchodilatatoren, die in der Lage sind, die Atemwege zu öffnen und dadurch mehr Sauerstoff in die Lungen gelangen.

## Zusammenhang von Lunge und Darm

Der menschliche Darm leistet enorme Arbeit, indem er die Nahrung, die zugeführt wird, intensiv verarbeitet und alle relevanten Nährstoffe in zahlreichen komplexen Prozessen aus der Nahrung gewinnt.

Darm und Lunge entstehen beim Embryo aus demselben Keimblatt. Etwa in der 4. Woche bildet sich die Lunge als Abfaltung vom Vorderdarm, die Entwicklung des Organs ist abgeschlossen, wenn die ca. 300 Millionen Lungenbläschen vollständig ausgereift sind. Darm und Lunge arbeiten ähnlich. Prinzipiell nehmen beide Organe essentielle Substanzen auf und geben Überflüssiges wieder ab. Das geschieht beim Darm in Form von flüssigen und festen Stoffen, bei der Lunge erfolgt der Austausch über gasförmige Stoffe. Wie der Darm ist auch die Lunge mit einem Mikrobiom ausgestattet.

Der Begriff Mikrobiom bezeichnet dabei alle Mikroorganismen, die den menschlichen Körper besiedeln, sowie deren Gene und Stoffwechselprodukte. Auf Darm und Lunge bezogen, handelt es sich um nützliche und schädliche Bakterien, wobei das Verhältnis der guten zu den schlechten Bakterien für eine gesunde Darm- oder Lungenflora größer sein sollte. Auch die Vielfalt der nützlichen Bakterien spielt eine große Rolle. Nehmen die schädlichen Mikroorganismen überhand, kommt es zu entzündlichen Reaktionen oder anderweitigen Gesundheitsproblemen. Darm und Lunge haben zwar jeweils eine eigene Bakterienflora, dennoch hat das Geschehen in der Darmflora auch Auswirkungen auf die Lungenflora und umgekehrt.

## *Wechselwirkungen zwischen Darm und Lunge: Die Darm-Lungen-Achse*

Im menschlichen Darm befinden sich etwa 80 % des Immunsystems, seine Schleimhautfläche beträgt an die 400 qm. Das Darm-Mikrobiom, das sich aus ca. 100 Billionen Mikroorganismen zusammensetzt, übernimmt unerlässliche Aufgaben zum Schutz und zur Unterstützung des Immunsystems. Die guten Bakterien verhindern, dass Krankheitserreger und Pilze überhandnehmen, sie modulieren die Darmschleim-haut, damit sie durchlässt, was durchmuss und gleichzeitig eine Barriere für schädliche Organismen und Stoffe bildet. Die nützlichen Bakterien helfen weiterhin bei der Nährstoffaufnahme, sie sind an der Bildung von Vitaminen und Hormonvorstufen beteiligt.

Es gibt zahlreiche Ursachen, die eine gesunde Darmflora aus dem Gleichgewicht bringen können. Dazu gehören Antibiotika, falsche und nährstoffarme Ernährung, Stress, Schwermetalle, Magen-Darm-Erkrankungen. Bestimmte Keime wie Clostridien und Candida-Pilze führen zu einer verminderten Ausschüttung von Verdauungssäften, wodurch die Verdauung gestört wird.

Auch Schimmelpilze sind bei der übermäßigen Besiedelung mit schädlichen Bakterien keine Seltenheit. Diese sind gefährlich für die Lungenschleimhäute. Ebenso wie Staphylokokken und Streptokokken, welche im Lungenbiom nachgewiesen wurden. Lungenerkrankungen können daher durch Störungen der Darmflora ausgelöst werden.

Auch die traditionelle chinesische Medizin (TCM) vertritt den Standpunkt, dass eine Störung der Darmschleimhaut, die die größte Schleimhautfläche des menschlichen Körpers ist, zu einem Ungleich-gewicht im gesamten Körpersystem führt. Das fängt schon bei der Aufnahme von ungünstigen Stoffen durch eine durchlässige oder poröse Schleimhaut an, wodurch Keime und Krankheitserreger ihren Weg nicht nur in den Darm finden.

Umgekehrt können durch eine geschädigte Darmschleimhaut auch keine guten und benötigten Nährstoffe eindringen, was dann zu Mangelerscheinungen führt. Beide Prozesse wirken sich ungünstig auf alle sich gegenseitig beeinflussenden Schleimhäute, zu denen Darm, Nase, Nebenhöhlen und Lunge gehören, aus. Tumore, Hauterkrankungen, Diabetes, Atemwegserkrankungen können die Folge sein.

Besonders bedenklich ist die Einnahme von Antibiotika, welche nicht nur die schädlichen, sondern auch die nützlichen Bakterien abtöten. Hier haben dann insbesondere krankmachende Keime bei der Ansiedelung im Darm leichtes Spiel und dringen auch in die anderen Schleimhäute vor.

Nach neuen Erkenntnissen sollte in der Therapie von Atemwegserkrankungen zusätzlich ein Blick auf die Darmgesundheit geworfen werden. Liegen Probleme und Defizite vor, gerade im Hinblick auf die Selbstentgiftung durch Darm, Leber, Niere und Lymphe, funktioniert das natürliche Schema nicht und die Entgiftung erfolgt über die Haut, was wiederum zu Hauterkrankungen führt.

Der Darm kann von der Lunge beeinflusst werden. Über die Atmung nimmt der Mensch Allergene und Krankheitserreger auf, die auch mit dem Darm in Kontakt kommen und hier das Bakteriengleichgewicht und die Vielfalt durcheinanderbringen können.

Die Interaktionen und Wechselwirkungen zwischen Darm und Lunge bzw. deren Mikrobiome werden als Darm-Lungen-Achse bezeichnet. Dies ist noch ein sehr neues Gebiet der Forschung. *Ziel ist es, Erkenntnisse darüber zu gewinnen, ob über das bewusste Einwirken auf die Darmflora Lungenerkrankungen vorgebeugt werden kann. Besonders interessant sind dabei die Immunantworten, die beide Organe sich gegenseitig über die Schleimhäute übermitteln.*

*Das Lungenmikrobiom kann nach ersten Beurteilungen ebenfalls über die Darm-Lungen-Achse beeinflusst werden, was neue therapeutische Ansätze bei Krankheiten der unteren Atemwege ermöglicht.*

### *Darmgesundheit überprüfen, COPD lindern und vorbeugen*

Auch wenn bereits eine COPD besteht, sollte eine Darmuntersuchung durchgeführt werden. Gentechnische Untersuchungsmethoden der Darmbakterien liefern Erkenntnisse über die Besiedelung und Zusammensetzung der Mikroorganismen. Leider sind Untersuchungen der Darmflora noch nicht Standard und keine Leistung der gesetzlichen Krankenkassen, der Patient kann aber aktiv daran mitwirken, indem er diese bei seinem Arzt anstößt. Das gilt gleichermaßen für Magen- und Darmbeschwerden, für die konventionell keine Ursache gefunden wird. Ganzheitliche Ansätze und innovative Laboruntersuchungen bringen meist Licht ins Dunkel.

Entgiftung, Darmsanierung und der Aufbau einer guten Darm- und Schleimhautflora gehören wie eine bewusste und COPD geeignete Ernährung zu den Maßnahmen, die langfristig Krankheitserscheinungen mildern können.

## *Das Mikrobiom der Lunge oder die Lungenflora*

Neuste Erkenntnisse auf dem Gebiet der Medizin belegen, dass die Lunge keineswegs ein weitestgehend steriles Organ ist, auf dem nur bestimmte Bakterienstämme in geringem Vorkommen angesiedelt sind. Es wurde bis vor einiger Zeit angenommen, dass lediglich bei Infektionen der unteren Atemwege Krankheitserreger und die damit verbundene Lungenflora zu bestimmen sind. Mittlerweile ist es gelungen, das Lungenmikrobiom beim gesunden Menschen durch molekulare Verfahren zu beschreiben. Hier ist das Helmholtz-Zentrum München, Abt. für vergleichende Mikrobiomanalysen (Leitung Prof. Michael Schloter) führend in der Erforschung des Lungenmikrobioms.

Die Muster der Lungenflora unterscheiden sich deutlich von der des Darms, auch wenn es einige Überschneidungen gibt. Die Anzahl der Mikroorganismen ist viel geringer als im Darm. Sehr selten finden sich typische Darmbakterien wie die „Enterobacteriaceae“ oder aktive Verdauungsbakterien in der Lunge, stattdessen eher Erreger, die in den oberen Atemwegen (Nase/Mund-Rachen) von gesunden Menschen anzutreffen sind.

Das Lungenmikrobiom erfüllt im Wesentlichen drei Aufgaben: Schutz vor Infektionen, Wechselwirkung mit dem Immunsystem, Abbau von Schadstoffen, die durch die Atmung in die Lunge gelangen. So wurden von den Forschern des Helmholtz-Instituts Bakterien in der Lungenflora gefunden, welche komplexe organische Verbindungen abbauen können. Rauchen oder eingeatmete Nanopartikel können dem Lungenmikrobiom schaden.

Die gesunde Lungenflora weist eine große Bakterienvielfalt auf. Sie ist besiedelt von Bakterien, Viren und sonstigen Erregern, darunter auch solche, die nur langsam oder gar nicht in den sonst verwendeten Kulturen wachsen. Weiterhin sind Bakterien vom Typ „Prevotella“ angesiedelt, die auch im Darm vorkommen. Einigen Arten wird eine probiotische Wirkung zugeschrieben.

Probiotika können die Darmflora positiv beeinflussen, sie reichern das Darmmikrobiom mit nützlichen Bakterien an, damit diese sich vermehren können. *Die Wissenschaft will nun herauszufinden, ob Probiotika auch zur Stärkung der Lungenflora hilfreich sein können.*

*Stoffwechselprodukte der Darmbakterien können über den Blutkreislauf in die Lunge gelangen und das Lungenmikrobiom verändern. In Versuchen mit Mäusen konnten die Wissenschaftler des Helmholtz-Institutes herausfinden, dass die Gabe von geringen Mengen D-Aminosäure bei Mäusen mit Asthma die Vielfalt der Darmbakterien erhöhen und die Asthmabeschwerden verringern konnte. Weitere Studien auf Effekte beim Menschen sind in Arbeit.*

Fachlich wird das Lungenmikrobiom als „pulmonare Mikrobengemeinschaft" bezeichnet. Hier finden sich auf der gesamten Epitheloberfläche Viren, Bakterien, teilweise auch Pilze. In der Schleimhaut der Atemwege reihen sich Millionen Zellen mit beweglichen Härchen aneinander, weshalb diese „Flimmerepithel" genannt wird.

Die Flimmerhärchen führen wellenartige Bewegungen aus, durch die sie Fremdpartikel in Richtung des Rachens abtransportieren. Das kann man sich wie Teppichausklopfen vorstellen. Die Härchen schlagen 15- bis 25-mal pro Sekunde in alle Richtungen. Dieser Selbstreinigungsprozess der Bronchien heißt „mukoziliäre Clearance". Eine hohe Luftfeuchtigkeit begünstigt die Funktion der Härchen. Erfolgt eine maschinelle Beatmung, kann die aktive und passive Atemgasbefeuchtung die Reinigungsfunktion unterstützen.

Sind die Flimmerhärchen in ihrer Funktion beeinträchtigt, wird die bronchiale Reinigung über den menschlichen Hustenreflex durchgeführt. Das ist z. B. bei Lungenentzündungen oder grippalen Infekten der Fall. Krankheiten wie COPD beeinflussen die Keimbesiedelung der Lunge ungünstig, ebenso wie Antibiotika und Corticosteroide.

## *Verändertes Lungenmikrobiom bei COPD-Patienten*

Wie durch Untersuchungen herausgefunden wurde, zeigen COPD-Patienten im Vergleich zu gesunden Probanden eine veränderte Zusammensetzung der Bakterien des Lungenmikrobioms. Die Lungenflora ist hier auch von pathogenen Bakterien und Viren besiedelt, welche zu einer Verschlechterung des Gesundheitszustandes führen können.

Zur Stoffwechselerkrankung Mukoviszidose oder zystischen Fibrose gibt es eine Reihe von Untersuchungen des Lungenmikrobioms von betroffenen Patienten, die belegen, dass einzelne krankmachende Keime in deutlich höherer Zahl vorkommen als bei gesunden Menschen. Weiterhin konnte festgestellt werden, dass sich bei den Erkrankten die gesunde Bakterienvielfalt in Lunge und Atemwegen verringert, stattdessen sind mehr Krankheitserreger anzutreffen.

Auch bei COPD stellten die Forscher gravierende Abweichungen in der Zusammensetzung des Lungenmikrobioms gegenüber dem von gesunden Menschen fest. In der Lungenflora von COPD-Patienten waren sehr häufig Streptokokken vorhanden. Unter den Streptokokken-Arten finden sich sowohl nützliche, als auch schädliche Spezies. Entzündungshemmende Bakterien waren hingegen weitaus seltener bei COPD-Patienten nachzuweisen.

*Die veränderte Zusammensetzung des Lungenmikrobioms könnte Betroffene anfälliger für Infekte machen.* Infekte gelten als Ursache für akute Krankheitsverschlechterungen. Es kommt in Folge zu vermehrter Atemnot und stärkerem Husten mit gesteigertem Auswurf.

Die Wissenschaftler des Helmholtz Zentrums München konnten mithilfe einer europaweiten EvA-Studie zu Lungenerkrankungen aufzeigen, dass eine COPD nicht nur zu strukturellen Veränderungen im Organ selbst, sondern auch in dessen Mikrobiom führt.

An der Studie nahmen 9 gesunde und 16 erkrankte Personen teil, deren Lungen durch eine quantitative Computertomografie analysiert wurden, um danach eine Zuordnung zu COPD-Subtypen vorzunehmen. Hinzu kamen Abstriche der Lunge, von denen durch Merkgene eine Zusammensetzung des Lungenmikrobioms erfolgen konnte.

Im Ergebnis ließen sich zwei Schlussfolgerungen ziehen: Die Bakterienzusammensetzung in der Lunge von COPD-Patienten ohne Veränderungen der Lungenstruktur ähnelt der, die bei den gesunden Personen vorgefunden wurde. Bei den gesunden Probanden kamen häufig die probiotisch wirkenden Prevotella-Bakterien zum Vorschein. Die Lungenflora von COPD-Patienten mit strukturellen Veränderungen in der Lunge wies hingegen eine andere Zusammensetzung auf, besonders Streptokokken wurden festgestellt.

Bei einem sogenannten Lungeninfarkt der COPD, einer deutlichen Krankheitsverschlimmerung, bei der alle drei Leitsymptome (Atemnot, Husten, Auswurf) gleichzeitig auftreten, ließen sich die pathogenen Vertreter der Streptokokken nachweisen.

# Osteoporose-Risiko bei COPD und Ernährungs-Konsequenzen

Das Risiko, an Osteoporose zu erkranken, ist für COPD-Betroffene deutlich erhöht. Etwa ein Drittel der an COPD Erkrankten hat mit der Knochenkrankheit zu kämpfen. Der beschleunigte Knochenschwund führt zu vermehrten und schnelleren Knochenbrüchen.
Die Lungenärzte der Deutschen Lungenstiftung Hannover e.V. raten ausdrücklich dazu, Osteoporose frühzeitig bei COPD-Patienten zu erkennen und zu behandeln. Mit der geeigneten Ernährung kann dem Fortschreiten der Knochenkrankheit entgegengewirkt werden. Auch eine effektive Vorbeugung ist möglich.

### *Osteoporose und Risikofaktoren für COPD-Patienten*

Osteoporose bezeichnet den beschleunigten, übermäßigen Knochenabbau aufgrund einer Stoffwechselstörung. Knochenabbau gehört grundsätzlich zum natürlichen Alterungsprozess, etwa ab dem 45. Lebensjahr wird mehr Knochenmasse ab- als aufgebaut. Dieser Prozess beschleunigt sich vor allem dann, wenn wichtige Baustoffe für die Knochen fehlen, allen voran Calcium und Vitamin D. Die Knochendichte verringert sich, die Knochen werden poröse und sind anfälliger für Brüche und Schmerzen. Vielfach brechen die Knochen an Hüfte, Wirbelsäule, Rippen, Oberschenkelhals und Unterarmen auch ohne besondere Krafteinwirkung, allein bei Alltagstätigkeiten, unachtsamen, plötzlichen Bewegungen oder leichten Stürzen. Selbst bei starkem Husten kann es zu Knochenbrüchen kommen.

COPD-Patienten sind besonders gefährdet. Je weiter die COPD bereits fortgeschritten ist, umso höher liegt das Osteoporose-Risiko. Durch eine englische Studie, an der eine Gruppe von 80.000 COPD-Patienten sowie eine Kontrollgruppe bestehend aus 300.000 Teilnehmern ohne COPD teilnahmen, konnte aufgezeigt werden, dass COPD-Betroffene häufiger an Knochenschwund erkranken, als Personen ohne COPD.

COPD-Patienten erleiden zudem 1,7-fach häufiger Hüftknochenfrakturen und 1,6-fach häufiger sonstige Knochenbrüche.
*(BMJ open 2019, Band 9, Seite: e024951. doi: 10.1136/bmjopen-2018-024951/https://bmjopen.bmj.com/content/9/4/e024951/)*

Als Ursachen für die chronische Knochenerkrankung bei COPD werden die permanente Entzündungssituation im gesamten Körper, Rauchen, Mangelernährung, abnehmender Body Mass Index (BMI), fehlende Bewegung, hohe Kohlendioxid-Werte im Blut genannt. Diese Faktoren sind auch und gerade bei COPD-Patienten zu beobachten, weshalb das Risiko an Osteoporose zu erkranken für sie entsprechend hoch ist. Hinzu kommt oftmals die Einnahme von cortisonhaltigen Medikamenten, die den übermäßigen Kochenabbau ebenfalls begünstigen.

*Die Lungenärzte der Deutschen Lungenstiftung raten dazu, COPD-Patienten schon im frühen Krankheitsstadium auch auf eine beginnende Osteoporose hin zu untersuchen, um diese rechtzeitig zu erkennen. Wichtiges Diagnosemittel nach einer ausführlichen, gezielten Befragung des Patienten und bei begründetem Verdacht ist hier die Knochendichtemessung. So kann einerseits eine medikamentöse Behandlung eingeleitet werden, die durch weitere begleitende Maßnahmen wie einer abgestimmten Ernährung unterstützt wird.*

Bleibt eine Behandlung aus, weil eine Osteoporose nicht erkannt wird, hat das weitreichende Folgen. Es kann zu heftigen Knochenschmerzen und -brüchen, zum Rundrücken und abnehmender Körpergröße kommen. Je älter der Patient ist, umso schwerwiegender sind die Auswirkungen, die nicht nur Folgeerkrankungen und Pflegebedürftigkeit nach sich ziehen, sondern im schlimmsten Fall tödlich enden können.

### *Osteoporose-Prophylaxe durch eine gezielte Ernährung bei COPD*

Um sich vor Osteoporose, insbesondere bei einer bereits bestehenden COPD zu schützen, existiert ein Maßnahmenplan, der sich aus folgenden Komponenten zusammensetzt:

- Raucherentwöhnung
- Bewegung/sportliche Aktivität zum Knochenaufbau
- Mineral- und vitaminreiche Ernährung, Calcium, Vitamin D

### *Mehr Bewegung in den Alltag integrieren*

Die Atemnot bei körperlicher Belastung bzw. Einschränkungen der Atemfunktionen halten COPD-Betroffene oft von einer adäquaten Bewegung und sportlichen Aktivitäten ab. Aber wenn Muskeln und Knochen nicht beansprucht werden, verkümmern sie. Regelmäßige Bewegung, welche die Muskulatur trainiert und die Knochenmasse aufbaut (z. B. Krafttraining, Spaziergänge), sollte unbedingt in den Alltag eingebaut werden. Zu Beginn ist es hilfreich, sich langsam und mit Unterstützung heranzutasten und mit dem Arzt geeignete, sportliche Maßnahmen zu besprechen.

## *Ernährung anpassen*

Calcium ist der essentielle Baustoff für die Knochen, ein Mangel an diesem lebenswichtigen Mineralstoff fördert die Entstehung des übermäßigen Knochenschwunds. Exzellente Calciumquellen sind Milch, Milchprodukte, Käse, Joghurt, grünes Gemüse, Nüsse, Vollkornbrot, Sardinen und calciumreiches Mineralwasser.

Nahrungsmittel, die Vitamin D enthalten (Butter, Milch, Fisch), sollten ebenfalls auf dem Speiseplan stehen, denn um Calcium aus dem Darm aufzunehmen und in die Knochen einzubauen, wird es dringend benötigt. Hauptsächlich bildet der Körper Vitamin D durch die direkte Sonneneinstrahlung auf die Haut. *Daher ist es angeraten, sich täglich mindestens eine halbe Stunde draußen aufzuhalten, sogar wenn es bedeckt ist, regnet oder schneit.*

*Auf phosphat- und oxalsäurehaltige Lebensmittel sollten Patienten weitestgehend verzichten oder diese zumindest reduzieren.* Phosphate sind u. a. in Wurst, Schmelzkäse, Cola enthalten und verringern die Verfügbarkeit und Aufnahme von Calcium. Oxalsäure, die sich in Tee, Kakaopulver oder Spinat findet, bindet Calcium, das dann nicht mehr für die Knochen bereitsteht.

### *Zusätzlich Nahrungsergänzungsmittel und Medikamente*

Unter der Einnahme von Cortisontabletten, bei oft schwerer COPD, kann es zu einer deutlichen Reduzierung der Knochenmasse kommen, weshalb Patienten dann höher dosiertes Calcium oder Vitamin D zur Vorbeugung von Knochenbrüchen vom Arzt erhalten. Bei einer stark verringerten Knochendichte sind spezielle Medikamente (Bisphosphonate) angezeigt.

## Begleit- und Folgeerkrankungen

Aufgrund der beeinträchtigten Aufnahme von Sauerstoff kommt es im Laufe von Monaten und Jahren bei vielen COPD-Patienten zu Begleit- und Folgeerkrankungen, die zu einer weiteren Beeinträchtigung der Lebensqualität führen. Jede einzelne Zelle ist auf die Versorgung mit Sauerstoff angewiesen, sodass eine gestörte Sauerstoffaufnahme Auswirkungen auf alle Bereiche des Körpers und somit auch alle Organe hat. COPD wird daher auch zu den sogenannten Systemerkrankungen gezählt.

Grundsätzlich können Begleit- und Folgeerkrankungen in jedem Krankheitsstadium auftreten, je weiter die Krankheit jedoch fortschreitet, umso größer wird das Risiko. Zudem wirken sich die Begleit- und Folgeerkrankungen auch ungünstig auf den Verlauf der COPD aus. Um die Entstehung von Begleit- und Folgeerkrankungen zu vermeiden oder zumindest hinauszuzögern, sollten rechtzeitig präventive Maßnahmen ergriffen werden.

### *Lungenentzündung*

Eine Lungenentzündung ist immer bedrohlich, besonders aber für COPD-Patienten kann sie gefährlich werden. Sie entsteht immer dann, wenn Bakterien oder Viren in die Lunge gelangen und hier eine Infektion auslösen.

Bei COPD-Patienten besteht die Gefahr, dass weitere entzündliche Schäden an der Lunge entstehen, die zu einer Kettenreaktion und weiteren Krankheiten mit einer raschen Verschlechterung des Gesundheitszustandes führen.

## *Diabetes*

COPD verursacht zwar kein Diabetes, allerdings wird es durch COPD schwieriger, die Diabetes-Symptome in den Griff zu bekommen. Das Hauptproblem besteht darin, dass einige Medikamente, die zur COPD-Behandlung zum Einsatz kommen, die Blutzuckereinstellung ungünstig beeinflussen. Hinzukommt, dass Diabetes zu Schädigungen des Herz-Kreislauf-Systems führen kann, was Auswirkungen auf die Lungenfunktion hat. Insgesamt betrachtet haben Diabetiker mit COPD eine deutlich schlechtere Prognose.

So wie Rauchen die COPD-Symptome verschlimmert, wirkt es sich auch auf die Symptome von Diabetes ungünstig aus. Gelingt es nicht, den Blutzuckerspiegel unter Kontrolle zu bekommen, kann dies zu einer beschleunigten Verschlechterung der bereits verminderten Lungenfunktion führen. Der behandelnde Arzt sollte darauf achten, dass die verschriebenen Medikamente beide Erkrankungen mit minimalen negativen Auswirkungen behandelt.

## *Herz-Kreislauf-Erkrankungen*

Herz-Kreislauf-Erkrankungen sind eine weit verbreitete Folge von COPD, denn die Lungenfunktion ist eng mit der Herzfunktion verbunden. Zudem weist das Blut von COPD-Patienten in der Regel einen niedrigeren Sauerstoffgehalt auf. Folgen wie Bluthochdruck, Herzrhythmusstörungen, koronare Herzkrankheit oder Herzinsuffizienz sind bei COPD-Patienten somit häufig anzutreffen, besonders im fortgeschrittenen Krankheitsstadium.

Die hiermit einhergehenden Symptome ähneln denen einer COPD, sodass es für die Betroffenen schwierig ist, sie zu erkennen und als Herzprobleme zu identifizieren. Dies führt häufig dazu, dass die Diagnose erst mit zeitlicher Verzögerung gestellt wird. Bei einem Engegefühl in der Brust sollte unbedingt der behandelnde Arzt zur weiteren Abklärung kontaktiert werden.

Eine rechtzeitige und adäquate Behandlung der COPD kann dazu beitragen, dass es nicht zu diesen gefürchteten Herz-Kreislauf-Erkrankungen kommt. *Die wichtigsten vorbeugenden Maßnahmen bestehen darin, das Rauchen aufzugeben und in regelmäßiger moderater körperlicher Aktivität, um die Ausdauer von Herz und Lunge zu stärken.*

## ***Lungenkrebs***

Der größte Risikofaktor, an COPD und Lungenkrebs zu erkranken, ist Rauchen. Insofern ist es nicht überraschend, dass COPD-Patienten auch ein höheres Risiko tragen, an Lungenkrebs zu erkranken.

Doch nicht nur Rauchen steht in engem Zusammenhang mit COPD und Lungenkrebs, sondern auch die Exposition gegenüber Umweltschadstoffen und die Genetik spielen eine Rolle. Auch chronische Entzündungen stehen im Verdacht, die Entstehung von COPD und Lungenkrebs zu begünstigen.

In der Regel verläuft Lungenkrebs innerhalb weniger Jahre tödlich, insofern sollten COPD-Patienten unbedingt Faktoren meiden, die zu einer weiteren Schädigung der Lunge führen.

## *Depressionen*

Obwohl Depressionen bei COPD weit verbreitet sind, wird nicht viel darüber gesprochen, und sie kommen auch bei den Arztterminen nur selten zur Sprache.
Eine Depression ist eine unliebsame und sehr schwerwiegende Begleiterscheinung, die mit einer COPD einhergehen kann. Für sich genommen sind Depressionen schon eine sehr ernst zu nehmende und je nach Ausprägung auch eine schwerwiegende Erkrankung. In Kombination mit COPD kann eine Depression allerdings sehr fatal sein, und ein Betroffener kann sich ohne therapeutische Unterstützung fast nie von allein davon befreien.

Da sich die Symptome von COPD und Depressionen teilweise überschneiden, ist es für den behandelnden Arzt nicht immer einfach, eine Depression zu diagnostizieren. Oftmals fehlt es aber auch an fachlicher Kompetenz beziehungsweise einer rechtzeitigen Überweisung an einen entsprechenden Facharzt.

Warum die Depressionen bei COPD-Patienten überdurchschnittlich häufig auftreten, dafür gibt es unterschiedliche Gründe. Anfangs ist es oft der Schock der Diagnose, der eine Depression auslösen kann. Es ist verständlich, dass hier Schock und Angst sehr nahe beieinander liegen, denn im ersten Moment steht die Welt auf dem Kopf. Wie soll es weitergehen? Was wird aus mir? Viele beängstigende Fragen kreisen durch den Kopf. Eine große Traurigkeit macht sich breit. Wenn keine Menschen da sind, denen man sich anvertrauen will oder kann, dann können die Ängste und Sorgen schnell Überhand nehmen.

Viele Menschen reagieren auf das Wissen, an einer chronischen Krankheit zu leiden, mit einer (reaktiven) Depression. Diese hält in der Regel nur einen bestimmten Zeitraum an und vergeht dann wieder. Mit neu auftretenden oder sich verstärkenden Symptomen der Erkrankung können aber auch die Depressionen zurückkehren.

Jede chronische Krankheit, also auch die COPD, kann das Selbstbild des betroffenen Menschen in Frage stellen. Nichts ist mehr so, wie es war, und es stellen sich oft Fragen nach der eigenen Wertigkeit. Möglicherweise müssen Lebensziele und die Lebensplanung komplett umgestellt werden, und auch die eigenen Stärken und Schwächen gilt es neu zu definieren.

Depressionen sind besonders häufig bei COPD-Patienten zu beobachten, die im Rahmen einer Sauerstofftherapie tagsüber zusätzlichen Sauerstoff erhalten. Je stärker die Erkrankung den Alltag und die Lebensqualität beeinträchtigt, umso mehr wird auch die Psyche in Mitleidenschaft gezogen. Ein Teufelskreis beginnt, denn auch Depressionen selbst mindern die Lebensqualität und Leistungsfähigkeit. Zudem erhöhen Depressionen das Risiko von Herz-Kreislauf-Erkrankungen, von denen bekannt sind, dass sie die zweithäufigste Todesursache bei Depressionen sind.

Das stetige Gefühl von Traurigkeit, innerer Leere, Verzweiflung und Zukunftsangst sind typische Anzeichen, die aufgrund einer Depression entstehen können. Die Depressionen wirken auf den Betroffenen wie ein schwarzer Tunnel, in den von außen niemand hineinsehen kann. Für den Depressiven selbst ist am Ende des Tunnels meistens kein Licht zu sehen, alles um ihn herum wirkt schwarz, bedrückend und völlig perspektivlos. Er fühlt sich wie in einem Käfig eingesperrt, aus dem es kein Entrinnen gibt.

Allgemein wird meistens angenommen, dass eine Depression nur die Gemütslage und das Wohlbefinden betrifft. Dies ist jedoch nur ein Teilaspekt einer Depression, denn auch das Schlafvermögen und Essverhalten werden beeinträchtigt. Man erkennt dies daran, dass Depressionen häufig mit gravierenden Schlafstörungen und Appetitverlust einhergehen.

Nicht nur die Gefühle und Gedanken verändern sich, sondern auch das Verhalten, das geprägt ist durch ständige Antriebslosigkeit und Abgeschlagenheit. Dies alles wird begleitet durch eine intensive Traurigkeit und eine innere Leere. Häufig sind die Depressionen mit diversen anderen Symptomen kombiniert wie Erschöpfung, Kopfschmerzen, Verdauungsbeschwerden, Schlafstörungen.
Alltägliche Dinge zu bewältigen, wird zu einer unvorstellbaren Herausforderung. Schon die einfachsten Tätigkeiten wie Putzen oder Aufräumen können zu anstrengend werden.

Oftmals fällt dem Umfeld die depressive Gemütslage wesentlich eher auf als dem Betroffenen selbst. Es gibt allerdings auch die umgekehrte Situation, in der die Betroffenen ihre Depression derart gut kaschieren können, dass das Umfeld überhaupt nichts davon mitbekommt und nicht einen Hauch einer Ahnung davon hat, dass eine bedrohliche Depression vorliegt.

Eine Sensibilisierung für das Thema Depressionen betrifft allerdings nicht nur die Angehörigen, sondern ganz besonders auch den Hausarzt. Denn etwa zwei Drittel der Betroffenen kontaktieren zwar regelmäßig ihren Hausarzt, aber dieser erkennt nur bei ca. 50 % die Depressionen bzw. eine Suizidgefahr. Dies wird darauf zurückgeführt, dass die Patienten bei ihrem Besuch oft nur körperliche Beschwerden wie die COPD als solche beklagen. Somit besteht an dieser Stelle ein großer Aufklärungsbedarf.

Depressionen und eine Suizidgefährdung hängen eng zusammen. Aber nicht jeder depressive Mensch ist potentiell selbstmordgefährdet, denn dies hängt ganz entscheidend vom Schweregrad der Depression ab. Experten gehen davon aus, dass die meisten der jährlich ca. 120.000 Personen, die einen Selbstmordversuch verüben, an Depressionen erkrankt sind. Darüber hinaus wird angenommen, dass bis zu 15%, der an einer Depression erkrankten Personen, durch Suizid sterben.

Demnach sterben jährlich ca. 10.000 Personen durch Selbstmord, während die Zahl der Verkehrstoten nur etwa die Hälfte beträgt. Dennoch wird kaum darüber gesprochen und steht das Thema von tödlich ausgehenden Verkehrsunfällen weitaus mehr in der Öffentlichkeit als das der Selbstmorde. Und aus klinischer Sicht gilt es als gesichert, dass das Suizidrisiko von depressiven Personen weit über dem Durchschnitt der sonstigen Bevölkerung liegt.

Es gibt mittlerweile eine große Auswahl an Therapiemöglichkeiten, um Depressionen erfolgreich zu behandeln. Zu den gängigsten Methoden gehört die Psychotherapie in Kombination mit Medikamenten, die den Gefühlzustand stabilisieren. Verschreibt der behandelnde Arzt ein sogenanntes serotonerges Antidepressivum, ist eine engmaschige Kontrolle unabdingbar, da hierdurch das Risiko pulmonaler Beschwerden zunimmt.

Viele COPD-Patienten fühlen sich mit ihrer Krankheit, ihren Nöten und Ängsten alleingelassen, und im normalen Praxisalltag werden sie psychisch nicht aufgefangen. Bei der Psychotherapie geht es darum, Verhaltensregeln zu erlernen, die dabei helfen, mit der Depression besser umgehen zu können. Eine rechtzeitige seelische Betreuung kann bei vielen COPD-Patienten zu einer besseren Akzeptanz der Erkrankung und einem milderen Krankheitsverlauf verhelfen. Wenn Sie das Gefühl von Hoffnungslosigkeit haben, sprechen Sie Ihren Arzt unbedingt darauf an.

*Eine weitere wichtige Säule bei der Behandlung von Depressionen besteht in regelmäßiger moderater körperlicher Aktivität. Der Serotoninspiegel wird erhöht, das Risiko für Herz-Kreislauf-Erkrankungen wird reduziert.*

Damit man den Kampf gegen diese zermürbende Krankheit nicht verliert, ist es immens wichtig, erste Anzeichen einer Depression sehr ernst zu nehmen und eine zeitnahe Therapie einzuleiten.

## *Schlafstörungen*

COPD macht keine Pause - selbst nachts, wenn man zur Ruhe kommen und die Alltagssorgen beiseiteschieben möchte, ist die Krankheit präsent. Anstatt bis zum nächsten Morgen zu schlafen, wacht man nachts mehrmals auf. Husten oder Atemnot unterbrechen den Schlaf, und man kann anschließend nur mit großer Mühe wieder einschlafen.

Auch bestimmte Medikamente können einem den Schlaf rauben, weil sie Schlafstörungen als Nebenwirkungen auslösen. Hier hilft ein Blick in den Beipackzettel.

Weit verbreitet sind auch Atemaussetzer, die beim Schlafen auftreten und durch eine Schlafapnoe ausgelöst werden, die sehr häufig begleitend zu COPD in Erscheinung tritt.

Wenn die Schlafstörungen stark ausgeprägt sind und der Alltag massiv beeinträchtigt wird, sollten Sie dies bei Ihrem Arzt zur Sprache bringen. Je nach Auslöser für die Schlafstörungen können jeweilige Behandlungsoptionen Linderung bringen wie z. B. bronchialerweiternde Medikamente, die zusätzlich abends eingenommen werden.

Eventuell kann auch eine Untersuchung im Schlaflabor angeraten sein, um Hinweise auf die Art und Weise der Atemaussetzer zu erhalten. Resultierend hieraus kann dann der Arzt eine nächtliche Beatmungs- und Sauerstoffanwendung verordnen, um eine bessere Schlafqualität zu erreichen.

Es ist nachgewiesen, dass eine unzureichende Schlafqualität häufiger zu Krankheiten führt, ausgewogener Schlaf ist für den menschlichen Körper eine unverzichtbare Notwendigkeit. Durch Schlafmangel wird das Immunsystem beeinträchtigt, der Blutdruck steigt an, und die Lebenserwartung sinkt.

Während der Schlafphase werden verschiedene körperliche Programme in ihrer Aktivität reduziert wie etwa die Atmung, der Herzschlag und die Muskelaktivität. Andere Funktionen und Organe fahren hingegen während des Schlafens auf Hochtouren und entfalten einen besonders aktiven Zustand wie unter anderem das Hormonsystem, die Leber und das Immunsystem.
Während des Schlafs kommt es zu einer vermehrten Ausschüttung von immunaktiven Stoffen und natürlichen Killerzellen, die zur Steigerung der Immunabwehr benötigt werden. Eine verminderte Produktion führt dazu, dass der Körper anfälliger für Infektionen und Krankheiten wird und sich gegen eindringende Erreger schlechter zur Wehr setzen kann.

Auch die Abgabe vieler Hormone, durch welche verschiedene Körperfunktionen reguliert werden, richtet sich am Schlafrhythmus aus. Besonders das in der Nebennierenrinde produzierte Stresshormon Cortisol wird in Mitleidenschaft gezogen. Bei zu wenig Schlaf erhöht sich der Cortisolspiegel dauerhaft, was den Körper in eine Situation von Dauerstress manövriert. Dies wiederum hat zur Folge, dass der Blutzuckerspiegel ansteigt und damit auch gleichzeitig das Körpergewicht.

Schlafstörungen sind also ernst zu nehmen, wer dies nicht macht, läuft Gefahr, seiner Gesundheit langfristig zu schaden. Fatalerweise werden Schlafstörungen häufig unterschätzt und gesundheitliche Probleme nicht mit Schlafmangel in Verbindung gebracht.

## *Schmerzen*

COPD ist eine fortschreitende Lungenerkrankung, bei der Husten, Auswurf und Atemnot im Vordergrund stehen. Dass die Erkrankung nicht nur die Lunge betrifft, sondern auch viele direkte und indirekte Auswirkungen auf den Körper hat, die auch mit Schmerzen einhergehen und die Lebensqualität zusätzlich beeinträchtigen, wird im Praxisalltag vielfach nicht bedacht. COPD als eigenständige Krankheit ist schwierig zu bewältigen, aber es ist noch schwieriger, wenn sie mit Schmerzen einhergeht.

Die Schmerzen können die Atmung verschlechtern, den Schlaf unterbrechen, Angstzustände auslösen und einen eigentlich guten Tag mit COPD zu einem schlechten werden lassen. Die Symptome beeinflussen sich gegenseitig negativ und erfordern ein entsprechend individuelles Behandlungskonzept.

Obwohl die meisten COPD-Patienten unter Schmerzen leiden (Frauen deutlich mehr als Männer), sprechen viele Therapeuten das Thema nicht aktiv an. Betroffene Patienten sollten beim nächsten Arzttermin das Problem daher unbedingt zur Sprache bringen.

Das Schmerzgeschehen bei COPD-Patienten ist komplex und unterschiedlich stark ausgeprägt und kann vorübergehend oder chronisch sein. Im Allgemeinen wird die Schmerzintensität mit der von Arthritis verglichen. Während einige Betroffene nur leichte Schmerzen erleiden, berichten andere, dass sie die Schmerzen als unerträglich empfinden.

Die Ursachen der Schmerzen sind sehr unterschiedlich, dabei ist auch zu bedenken, dass Atemnot, die mit Stress und Angstzuständen einhergeht, die Schmerzempfindlichkeit erhöht und die Schmerzschwelle sinkt. Häufig hängen die Schmerzen mit der Lunge zusammen, indem diese Druck auf die Brustwand, dem Zwerchfell und die Wirbelsäule ausübt.

Typischerweise treten die Schmerzen im oberen oder unteren Rücken auf, aber auch im Brustbereich, in den Schultern und im Nacken sind sie möglich.

Auch durch Osteoporose, die mit Knochenschwund einhergeht, und die bei ca. 35 % der COPD-Patienten auftritt, kommt es zu Schmerzen. Patienten mit Osteoporose tragen ein erhöhtes Risiko, Knochenbrüche zu erleiden, was die Schmerzen ebenfalls verstärken kann.

Durch anhaltende Hustenanfälle kann es zu Muskelverspannungen in der Brustmuskulatur kommen, in Einzelfällen sogar zu einem Rippenbruch, besonders bei Personen mit Osteoporose. Wenn die Wirbelsäule eine osteoporosebedingte Fraktur aufweist, kann es schwierig sein, die Lunge und den Brustkorb vollständig auszudehnen. Das kann zu einer weiteren Einschränkung der Lungenfunktion führen.

Wie die Schmerzen behandelt werden, hängt von deren Ursache ab und davon, in welchem Stadium sich die COPD befindet. Liegt etwa eine Osteoporose vor, muss diese behandelt werden, um die Schmerzen in den Griff zu bekommen.

*Vielen Patienten kann durch eine bestimmte Atemtechnik (Lippenbremse oder Zwerchfellatmung) geholfen werden. Wichtig sind eine aufrechte Körperhaltung und langsames Ein- und Ausatmen. Die Verlangsamung der Atmung hilft dem Körper, sich zu entspannen.*

Auch einige physikalische Maßnahmen helfen dabei, die Schmerzen erträglicher zu machen. Durch Eisanwendungen lassen sich Entzündungen und Schwellungen lindern, die mit chronischen Schmerzen in Verbindung stehen. Massage hilft dabei, die Muskeln zu entspannen und steife Gelenke beweglicher zu machen, was auch zu einer Schmerzlinderung führt. Außerdem können Akupunktur und die Transkutane elektrische Nervenstimulation Schmerzen reduzieren.

Bei Patienten, die unter Schmerzen leiden, die sich durch emotionalen Stress verstärken, sind Antidepressiva eine Behandlungsoption. Sie können dazu beitragen, körperliche Beschwerden und Ängste bei COPD-Patienten zu reduzieren.

### *1. Stufe - Entzündungshemmende Medikamente*

Bei den ersten leichten Schmerzen versuchen viele Betroffene durch eigenes Herumprobieren mit frei verkäuflichen Schmerzmedikamenten, ihre Symptome zu lindern. Besonders wenn die Schmerzen zunächst nur gelegentlich auftreten, greift man zu bekannten Präparaten wie Paracetamol oder Ibuprofen, die zur Gruppe der nichtsteroidalen Antirheumatika (NSAR) gehört und bei einer Dosierung bis zu 400 mg pro Tablette nicht verschreibungspflichtig ist.

*Viele Anwender wiegen sich bei freiverkäuflichen Präparaten in vermeintlicher Sicherheit, ganz nach dem Motto: Wenn man die Präparate rezeptfrei erhalten kann, sind sie harmlos und nicht mit Nebenwirkungen verbunden. Doch weit gefehlt.*

Denn wenn diese Präparate beispielsweise über einen längeren Zeitraum eingenommen werden, eine zu hohe Dosierung gewählt wird, oder Inhaltsstoffe zu allergischen Reaktionen führen, können unerwünschte Nebenwirkungen auftreten. Bei Ibuprofen kann es beispielsweise nicht nur zu allergischen Reaktionen und Hautausschlägen kommen, sondern auch zu Leber- und Nierenschäden.

Aufgrund möglicher Nebenwirkungen sollte bei einer langfristig angelegten Einnahme insbesondere der Magen-Darmbereich regelmäßig kontrolliert werden. Denn im Laufe der Zeit kann es zu Magengeschwüren oder Schleimhautblutung kommen. Eine mögliche vorbeugende Maßnahme kann in der Verabreichung von magenschützenden Präparaten bestehen.

Wenn bei der Schmerzbehandlung eine entzündungshemmende Wirkung im Vordergrund stehen soll, kommt häufig das Medikament Diclofenac zum Einsatz. Die Wirksamkeit setzt an den sogenannten Prostaglandinen an, die stets bei Entzündungen entstehen und als Botenstoffe die geschädigten Nervenenden reizen.
Die entzündungshemmenden Medikamente sollen dazu führen, dass keine Prostaglandine mehr produziert werden, sodass die Schmerzen nachlassen.

Je nach Präparat ist eine mehrmalige Einnahme pro Tag angezeigt, weil nach einigen Stunden die Wirksamkeit nachlässt.

### *2. Stufe - Milde Opiate*

Es handelt sich hierbei um eine Wirkstoffgruppe, die ähnlich den Morphinen, eine starke schmerzstillende Wirkung zeigt, wenngleich sie nicht so schmerzstillend wirkt wie die starken Opiate. Zu dieser Medikamentengruppe gehören Wirkstoffe wie Codein, Naloxon und Tramadol.

Auch wenn immer noch sehr häufig die Auffassung vertreten wird, Opiate könnten aufgrund ihres Suchtpotentials zu einer (psychischen) Abhängigkeit führen, so widersprechen erfahrene Schmerztherapeuten immer mehr. Sie verweisen darauf, dass die Schmerzmittel den jeweiligen Wirkstoff nur sehr langsam abgeben und nur die Schmerzen reduziert würden, nicht jedoch ein Rauschzustand wie bei einer Drogenabhängigkeit entstehe.
Dennoch ist die Angst vor dem Suchtpotential nach wie vor der Hauptgrund, der viele Ärzte und Patienten dazu veranlasst, eine Opiatbehandlung so lange wie möglich hinauszuzögern.

### *3. Stufe - Starke Opiate*

Bei schwer ausgeprägten und chronischen Schmerzen kommen stärker wirkende Opiate zum Einsatz, von denen das bekannteste Morphin ist. Aber erst wenn die vorangehend beschriebenen Maßnahmen erfolglos bleiben, sollte der Einsatz dieser Opiate in Betracht kommen.

Diese können die Schmerzen lindern und bei fortgeschrittener COPD die Atemnot verringern. In hohen Dosen beeinträchtigen sie allerdings die Atmung, was bei COPD kontraproduktiv ist.

Die Wirksamkeit dieser stark wirksamen Opiate wird darauf zurückgeführt, dass sie im Gehirn und Rückenmark schmerzhemmend wirken. Auch eine Kombinationstherapie, die aus einem Opiat und einem Dopaminagonisten besteht, kann wirksam sein. Dies wird darauf zurückgeführt, dass an verschiedenen Körperstellen eine Schmerzhemmung erreicht wird. Die Kombinationstherapie hat schließlich den Vorteil, dass die Dosierung beider Medikamente geringer gewählt werden kann, was zu einer Reduzierung von Nebenwirkungen führen soll.

Opiate können Nebenwirkungen wie Schwindel, Übelkeit, Erbrechen und eine stark ausgeprägte Tagesmüdigkeit auslösen. Wenn zusätzlich zur COPD eine Schlafapnoe vorliegt, ist unbedingt darauf zu achten, dass keine Opiate verwendet werden, die zu einem verminderten Atemantrieb führen (atemdepressiv).

*Welches der verschiedenen Opiate eingesetzt wird, hängt ganz von den individuellen Begebenheiten ab.* Ein entscheidender Faktor ist die Ausprägung der Schmerzen. Während bei akut auftretenden Schmerzen schnell wirksame Opiate eingesetzt werden, bevorzugt man bei einer Dauertherapie und kontinuierlichen Schmerzbehandlung sogenannte Retardpräparate, bei denen der Wirkstoff langsam und gleichmäßig freigesetzt wird. Retardpräparate gibt es in verschiedenen Darreichungsformen, nämlich Tabletten, Spritzen oder Pflastern.

Opiathaltige Schmerzpflaster sind heute in der Schmerztherapie fest etabliert. Denn je nach Dosierung und Wirkstoff müssen die Schmerzpflaster nur alle 3 bis 7 Tage gewechselt werden. Ein weiterer Vorteil der Schmerzpflaster besteht darin, dass der enthaltene Wirkstoff nach seiner Freisetzung zuerst ins Blut übergeht und somit der Magen-Darm-Trakt umgangen wird. Probleme mit dem Verdauungstrakt können so deutlich reduziert werden. Auch für Patienten, die von Schluckbeschwerden oder häufigem Erbrechen betroffen sind, ist die Anwendung der Schmerzpflaster eine bevorzugte Option gegenüber Schmerztabletten.

Da bei Pflastern im Vergleich zu Tabletten keine kurzfristige Dosisänderung möglich ist, bevorzugt man den Einsatz von Pflastern bei Schmerzen, die in ihrer Ausprägung gleichbleibend sind und keinen Schwankungen unterliegen.

Grundsätzlich können Schmerzpflaster auf alle Körperteile geklebt werden und nicht dort, wo die Schmerzen auftreten. Bevorzugt sollte man das Pflaster jedoch auf einen Körperbereich kleben, der sich nicht ständig in Bewegung befindet wie beispielsweise der Rücken oder der Bauch.

Wenn die Retard-Präparate in Form von Tabletten eingenommen werden, sollte dies ca. 30 Minuten vor einer Mahlzeit mit viel Flüssigkeit (200 ml Wasser) erfolgen. Festes Essen sowie kalorienreiche Getränke und Fruchtsäfte führen zu einer verzögerten Magenentleerung und somit zu einer Beeinträchtigung der Medikamentenwirksamkeit.

### *Begleitende Medikamente*

Da eine Schmerzbehandlung nicht immer von Erfolg gekrönt ist, kommt es bei vielen Patienten auf allen Stufen der Schmerzbehandlung auch zum Einsatz von Medikamenten, die eigentlich zur Therapie von Depressionen oder Krampfleiden verwendet werden. Dies sind Antidepressiva, Neuroleptika, Psychopharmaka und Antiepileptika. Da viele dieser Präparate über eine eigene schmerzhemmende Wirkung verfügen und verhindern, dass die Schmerzsignale im Körper weitergeleitet werden, eignen sie sich häufig zur Kombination mit den Schmerzmedikamenten.

Neben der Schmerzreduzierung ermöglichen Antidepressiva häufig auch einen besseren Umgang mit der Krankheit.

Biologisch gesehen sind Schmerzen und Depressionen durchaus vergleichbar. Es kommt bei beiden Erkrankungen zu einem Ungleichgewicht von Botenstoffen, welches wieder ausbalanciert werden will. Da die Nerven nicht mehr selbst dazu in der Lage sind, führt man die fehlende Substanz oder den Stoff, der nicht ausreichend synthetisiert wird, von außen in Form von Medikamenten zu.

Sobald sich die Botenstoffe Noradrenalin und Serotonin wieder in einer biologischen Balance befinden, fühlt sich nicht nur der Depressive besser. Auch der COPD-Patient nimmt vermindert Schmerzen wahr. Bei den Antidepressiva handelt es sich um Serotonin- und Noradrenalin-Wiederaufnahmehemmer (SSNRIs).

### *Transkutane Elektrische Nervenstimulation (TENS)*

Begleitend zur medikamentösen Schmerzbehandlung setzen einige Therapeuten die Transkutane Elektrische Nervenstimulation (TENS) ein.

Bei dieser Behandlungsform geht es darum, dass die Schmerzweiterleitung zum Gehirn reduziert und ganz verhindert wird. Außerdem soll die Schmerzschwelle heraufgesetzt werden.

Man unterscheidet bei der TENS-Methode zwischen einem hochfrequenten TENS (ca. 200 Hertz) und einem niederfrequenten TENS (2

Hertz). Während die erstgenannte Methode das Schmerzsignal auf der Rückenmarksebene blockieren soll, wird mit dem niederfrequenten TENS eine Freisetzung von Endorphinen und Neurotransmittern angeregt.

Die TENS-Behandlung erfolgt durch ein elektrisches Gerät, das durch Klebeelektroden mit dem jeweiligen, vom Schmerz betroffenen Körperteil oder der entsprechenden Hautregion, verbunden ist. Über die Elektroden werden niederfrequente Ströme an den entsprechenden Nerv geleitet, was zu einer verstärkten Reizleitung führen soll.

Man geht davon aus, dass bestimmte Nervenfasern der Haut besonders reizempfindlich sind und daher die Impulse besonders schnell an das Rückenmark weiterleiten, so dass diese (künstlich hervorgerufenen) Impulse vor den eigentlichen Schmerzimpulsen im Rückenmark eintreffen und dieses somit für die Schmerzimpulse blockieren.

## Probleme durch Unter- und Übergewicht

Viele COPD-Betroffene sind untergewichtig, aber auch Übergewicht macht das Leben mit der Krankheit nicht leichter. Unter- oder Übergewicht verschlechtern den Krankheitsverlauf und ziehen weitere gesundheitliche Probleme nach sich.

In der Medizin werden zwei Gewichtstypen bei COPD-Patienten unterschieden. Das sind die sogenannten „Pink Puffer"- Patienten mit Emphysem, die meist von Untergewicht betroffen sind. Sie haben stärkere Atemnot, allerdings sind Husten und Auswurf weniger ausgeprägt. Demgegenüber stehen die zu Übergewicht neigenden „Blue Bloater" mit viel Husten und gelegentlich auch blauen Lippen und Nagelbetten, die durch Sauerstoffmangel verursacht werden.

Bei Unter- wie auch Übergewicht gilt es für die Patienten, ihr individuelles Normalgewicht zu erreichen, was jedoch nicht von heute auf morgen geht, sondern Zeit benötigt. *Basis ist hier eine Ernährungsumstellung*, die Defizite durch die Fehlernährung ausgleicht. *Bewegung* darf nicht außen vor bleiben, einerseits um die Gewichtsabnahme zu unterstützen, andererseits um die Muskeln zu erhalten bzw. wiederaufzubauen.

### *Body Mass Index (BMI)*

Gewichtsabnahme oder Gewichtszunahme zeigen sich als schleichende Prozesse, weshalb sie nicht direkt und rechtzeitig von den Betroffenen selbst registriert werden. Meist wird von außen, von Partnern, Angehörigen, Freunden oder den behandelnden Ärzten darauf aufmerksam gemacht.
Die regelmäßige Gewichtskontrolle und Ermittlung des Body Mass Indexes (BMI) ist hier hilfreich. Beides wird im Rahmen von Routineuntersuchungen bei COPD durchgeführt, ebenso wie eine Dokumentation und gezielte Beobachtung des Gewichts.

Der ideale BMI-Wert sollte zwischen 21 und 25 liegen. Bei einem BMI von unter 21 beginnt das untergewichtige Stadium. Ab einem Wert von 26 liegt Übergewicht vor, das sich bei deutlich steigenden Werten zur Fettleibigkeit entwickeln kann.

### *Untergewicht bei COPD, Folgen und Handlungsempfehlungen*

Nimmt das Körpergewicht um mehr als 10% innerhalb von sechs Monaten oder um mehr als 5% in einem Monat ab, spricht man von Gewichtsverlust.
Untergewicht bei Personen mit COPD resultiert aus einem hohen Energiebedarf, der durch die Nahrung nicht gedeckt wird, auch Appetitlosigkeit und die Vermeidung von Essen, aufgrund der Beschwerden, sind Faktoren.
Mangelerscheinungen durch fehlende Vitamine, Mineralstoffe, Eiweißbausteine haben den vermehrten Abbau von essentiellen Aminosäuren zur Folge, die für die Energiegewinnung wichtig sind. Ihr Schwund beschleunigt den Gewichtsverlust. Im schlimmsten Fall wird ein stationärer Krankenhausaufenthalt mit künstlicher Beatmung erforderlich.
Allgemeine Schwäche, Müdigkeit, weniger Belastbarkeit, eine größere Infektanfälligkeit und Muskelschwund sind Folgen von Untergewicht, welche die Krankheitsprognose negativ beeinflussen. Gerade Patienten mit einem Lungenemphysem zeigen schon in Ruhe einen erhöhten Energieverbrauch durch das Atmen von bis 60%, der jedoch nicht ausgeglichen werden kann.

Bei Untergewicht sollte zunächst eine Phase der Gewichtsstabilisierung erfolgen, bevor in der nächsten Stufe eine Steigerung des Körpergewichts angestrebt wird. Erreichen lassen sich diese Ziele durch eine Eiweiß- und energiereiche Nahrung. Gerade bei Appetitlosigkeit können dem Körper durch kleine, energiereiche Portionen Kalorien zugeführt werden.

Bei untergewichtigen COPD-Patienten ist eine erhöhte Eiweißzufuhr zum Muskelaufbau und -erhalt angeraten. Als Faustformel für eine Hauptmahlzeit lässt sich vermerken: Ein Viertel der Mahlzeit bilden eiweißreiche Lebensmittel wie Fisch, Fleisch, Eier, ein Drittel machen Kohlenhydrate wie Kartoffeln aus. Der Rest kann aus Gemüse und Salaten bestehen. Diese Nahrungsmittel sind für eine Gewichtsstabilisierung oder Gewichtzunahme wegen der geringen Kalorien erst einmal nachrangig, sollten aber dennoch verzehrt werden, um die Vital- und Mineralstoffzufuhr zu sichern.

Weiterhin sollten die Speisen mit Fetten wie Butter, Sahne und Ölen angereichert werden, diese liefern eine Extraportion Energie und sind gleichzeitig Geschmacksträger.

Vor der Nahrungsaufnahme sollte der Patient, besonders nach anderen anstrengenden Tätigkeiten, etwas ruhen. Energiereiche Lebensmittel sollten als erstes verzehrt werden. Geeignete Speisen können mit appetitanregenden Kräutern gewürzt werden. Dazu gehören Basilikum, Dill und Rosmarin. Eine schnelle Sättigung muss bei Untergewicht verhindert werden, daher sind Getränke erst nach der Mahlzeit angeraten. Zwischendurch halten kalorienreiche oder eiweißhaltige Snacks, z. B. Nüsse, Früchte, Joghurt, Quarkdesserts, Müsliriegel oder Mixgetränke, die Energiezufuhr sowie die Eiweißversorgung aufrecht.

Wenn Lust auf Lieblingsspeisen oder bevorzugte Nahrungsmittel besteht, dürfen Patienten gerne zugreifen, denn sie fördern den Appetit und stellen zumindest die Zufuhr von Energie sicher, auch wenn diese dann vielleicht nicht unbedingt sehr qualitativ ist. Snacks und bevorzugte Nahrungsmittel sollten immer im Haus bzw. griffbereit sein.

*Zwei Fischgerichte pro Woche, die aus Lachs, Hering, Makrele bestehen können, führen dem Köper ungesättigte Fettsäuren zu, auch Fischölkapseln als Nahrungsergänzung sind hier sinnvoll.*

*Pflanzliche Öle, mit denen Salate zubereitet werden, liefern ebenso ungesättigte Fettsäuren. Die Kombination von vitamin- und mineralstoffreichen Lebensmitteln mit energiereichen Nahrungsmitteln verhindert Defizite und bietet viel Abwechslung auf dem Tisch.*

Es besteht die Möglichkeit, vorbeugend essenzielle Aminosäuren zuzuführen, um die Belastbarkeit aufrechterhalten zu können. Dabei handelt es sich um verzweigtkettige Aminosäuren (eng. BCAA: Branched-Chain Amino Acids). Das sind die drei proteinogenen Aminosäuren Leucin, Isoleucin und Valin. Sie unterstützen Proteinstoffwechsel und Muskelaufbau, fördern die fettfreie Gewichtszunahme bei Untergewicht und erhöhen den Sauerstoffgehalt im Blut. Diese Maßnahme sollte mit einem Arzt besprochen werden.

Bei sehr eingeschränkter Nahrungsaufnahme bietet sich energieeiche Trinknahrung/hochkalorische Zusatznahrung (Astronautennahrung) an, die in verschiedenen Geschmacksrichtungen erhältlich ist. Diese wird am besten abends vor dem Schlafengehen eingenommen.

### *Übergewicht bei COPD, Folgen und Handlungsempfehlungen*

Übergewicht verschlechtert die Atmung bei COPD-Patienten. Es ist allgemein bekannt, dass körperlich anstrengende Tätigkeiten und größere Belastungen durch ein Zuviel an Gewicht zu Kurzatmigkeit führen. Bei der Lungenkrankheit wirkt sich das doppelt unangenehm aus. Das Zwerchfell steht bei Übergewicht höher, was die Lungen in ihren Funktionen behindert. Der Körper muss insgesamt mehr leisten, vor allem auch mehr Muskelarbeit. Da aber Muskelabbau bei COPD-Betroffenen nicht selten ist, erfordern viele Tätigkeiten noch mehr Anstrengungen. Übergewicht ist zudem ein Auslöser für Folgeerkrankungen wie Bluthochdruck, Diabetes, Sodbrennen, Stoffwechselerkrankungen oder Herzkrankheiten.

Ebenso wie bei Untergewicht ist auch bei Übergewicht der Zweistufenplan am produktivsten: Also zuerst Gewicht stabilisieren (keine weitere Zunahme) und dann langsam Gewicht reduzieren.

Bei übergewichtigen Patienten mit COPD wird die Energiezufuhr gesenkt, energiearme Nahrungsmittel stehen hier im Vordergrund. Gleichermaßen muss dennoch eine ausreichende Eiweißversorgung gewährleistet sein.

Die Faustformel für übergewichtige Patienten lautet: Die Mahlzeit enthält je ein Viertel Kohlenhydrate und Eiweiß, der Rest besteht aus Gemüse. Eiweiß und Kohlenhydrate sind in einer wertigen Kombination zu verzehren. Beispiele sind Milchprodukte mit Getreide oder Kartoffeln mit Milchprodukten.
Bei Desserts und Snacks ist stets auf kalorienarme Lebensmittel zurückzugreifen. Auch der Zuckerkonsum sollte deutlich verringert werden.

Die Ernährung zeigt sich insgesamt fettreduziert, wobei gesunder Fisch mit ungesättigten Fettsäuren durchaus zu den geeigneten Nahrungsmitteln gehört, auch einige pflanzliche Öle sind reich an essentiellen Omega-3-Fettsäuren. Fleisch, Wurst, Milchprodukte sollten als Eiweißquelle nur in überschaubarer Menge und in der fettarmen Variante verzehrt werden. *Besser sind pflanzliche Eiweißquellen wie Weizenkeime, Brokkoli, Rosenkohl, Erbsen oder Linsen, die auch in Punkto Cholesterin deutlich besser abschneiden als tierische Eiweiße. Ein Mix aus pflanzlichem und tierischem Eiweiß ist der optimale Mittelweg. Um Verdauungsproblemen vorzubeugen und den Lungen etwas Gutes zu tun, empfehlen sich Ballaststoffe.*

Vor den Mahlzeiten und zwischendurch sollte Flüssigkeit in Form von stillem, calciumreichen Mineralwasser oder ungesüßten Tees getrunken werden. So kann Schleim abgehustet werden und es tritt schon vor dem Essen eine leichte Sättigung ein. Es ist auf eine ausreichende Trinkmenge pro Tag (1,5 bis 2 Liter mindestens) zu achten. Bei verarbeiteten

Nahrungsmitteln und Fertiggerichten sollte auf den Fettgehalt geachtet werden.

Alkohol ist mit Vorsicht zu genießen, denn er verträgt sich oftmals nicht mit Medikamenten und lässt die Fettdepots durch seine hohe Kalorienzahl wachsen. Regelmäßige Bewegung ist für den Gewichtsverlust unverzichtbar. Auch der Muskelaufbau wird so vorangetrieben.

## Wie wird COPD behandelt?

Die Behandlung von COPD zielt darauf ab, das Fortschreiten der Erkrankung zu verlangsamen und die Bewältigung der Symptome zu erleichtern.

*Die wichtigste und zumeist erste Maßnahme erfolgt durch die Raucherentwöhnung,* falls der betroffene Patient kein Nichtraucher ist. Allein das Aufhören kann das Fortschreiten der Krankheit verlangsamen, besonders gilt dies, wenn die Diagnose im Frühstadium erfolgt. Weitere Behandlungsoptionen hängen vom Schweregrad der COPD und dem allgemeinen Gesundheitszustand ab.

Medikamente in Form von Bronchodilatatoren kommen zum Einsatz, um die Atemfähigkeit zu verbessern und die Atemwege zu entspannen. Steroide können die Entzündungsentwicklung in den Atemwegen reduzieren. Kommt es zu einer Infektion der Lungen, die die COPD verschlimmern können, sind Antibiotika in der Regel unverzichtbar.

Je nach Krankheitsstadium ist eine *Sauerstofftherapie* angezeigt. Dieser zusätzliche Sauerstoff wird zu bestimmten Tageszeiten oder auch Tag und Nacht benötigt.

*Ein wesentlicher Therapiebaustein ist zudem die Lungenrehabilitation* in Form von Bewegung, therapeutischer Beratung und Ernährungsempfehlungen. Hierdurch soll der Umgang mit der Erkrankung und die Lebensqualität verbessert werden.

In Einzelfällen, bei schwerer COPD und wenn andere Behandlungen fehlgeschlagen sind, kann eine Operation erforderlich sein, bei der geschädigtes Gewebe entfernt wird. In extremen Fällen kann eine Lungentransplantation angezeigt sein. Die Voraussetzungen hierfür sind jedoch eng gesteckt.

### *Behandlungsziele bei Blue Bloater und Pink Puffer*

Entsprechend der vorrangigen Symptome und körperlichen Veränderungen sind die Behandlungsziele zu definieren. Bei beiden COPD-Typen ist eine Umstellung der Ernährung und das Erlernen von veränderten Essgewohnheiten unerlässlich, um weitere Negativfolgen, die das gesamte Körpersystem schädigen, zu vermeiden.

Beim Blue Bloater bedeutet dies eine kalorien- und fettreduzierte Nahrung, die jedoch ausreichend oder gar vermehrt Eiweißbausteine und COPD relevante Nährstoffe wie z. B. Antioxidantien, Ballaststoffe, Calcium, Magnesium, Omega-3-Fettsäuren, Vitamin C, D und E aufweist. *Zusätzlich ist Bewegung, um die Gewichtsreduktion zu unterstützen, wichtig.*

Pink Puffer müssen nicht nur Muskelmasse durch eiweißhaltige Nahrung und Training aufbauen, auch gilt es, das Gewicht im ersten Stadium zu halten und dann weiter langsam durch eine vorübergehende hochkalorische Ernährung mit verstärktem Fettanteil zu steigern. Gleichermaßen sind die genannten Nährstoffe zum Ausgleich bzw. der Vorbeugung von Defiziten gefragt.

*Beide Formen verlangen nach einem sofortigen Rauchstopp, wenn noch nicht geschehen. Atemtraining, Stressreduktion, richtige Bewegung und*

*Körpereinsatz im Alltag machen das Leben mit COPD leichter und lindern Symptome.* Medikamente werden entsprechend den Beschwerden und patientenkonform eingesetzt, allen voran bronchienerweiternde Medikamente, die sogenannten Bronchodilatatoren. Bei Blue Bloatern kann die nichtinvasive Beatmung sehr hilfreich sein.

## Behandlung gemäß der jeweiligen GOLD-Stadien

Die generellen Behandlungsansätze richten sich nach dem Schweregrad, wobei durch die Feinuntergliederung in Patientengruppen weitere individuelle Maßnahmen ergriffen werden können. Nachfolgend sind die allgemeinen Behandlungsansätze aufgeführt.

*Wird eine COPD im Stadium GOLD 1 festgestellt, können ein sofortiger Rauchstopp und die Rauchentwöhnung eine wirksame Therapie einleiten.* Bei Bedarf werden bronchialerweiternde Medikamente als Basistherapie gegeben. Fitness, gezielte Bewegung und Atemtraining, eine COPD-gerechte, gesunde Ernährung und Patientenschulungen sind Eckpfeiler der Therapie, die dazu beitragen, dass die Krankheit nicht weiter voranschreitet und die gesamte Konstitution des Patienten sich verbessert.

Eine COPD GOLD 2 verlangt von den Patienten den konsequenten Verzicht auf die Zigarette und eine hohe Medikamententreue, speziell im Hinblick auf bronchialerweiternde Medikamente zur langwirksamen Verbesserung der Lungenfunktion. Möglichen Verschlechterungen der Krankheit (Exazerbationen), insbesondere durch Infekte der Atemwege, sollte vorgebeugt werden, z. B. durch Schutzimpfungen. Auch das Einatmen von Schadstoffen ist zu vermeiden.

Bewegungstherapie und Lungensport sind weitere Maßnahmen. In diesem Stadium braucht auch die Psyche besonders viel Zuspruch und

Unterstützung, damit sich Depressionen und tiefsitzende Ängste erst gar nicht zu großen Raum im Leben verschaffen. Hier gibt es verschiedene Methoden, um die psychische Gesundheit im Takt zu halten, z. B. Resilienz Training.

Ohne die aktive Mitarbeit des Patienten geht es gerade bei einer schweren COPD im Stadium GOLD 3 überhaupt nicht. Es werden langwirksame, bronchialerweiternde Medikamente als Basistherapie eingesetzt, die regelmäßig einzunehmen sind. Je nach Entwicklung können inhalative Corticosteroide unterstützend gegeben werden, um das Exazerbationsrisiko zu senken.

*Die Atemnot darf nicht zum Freibrief für unterlassene Bewegung werden, denn dadurch verschlimmert sie sich noch mehr und das Endstadium der Krankheit rückt immer näher.* Kontrolliertes, überwachtes Bewegungstraining ist hier angesagt. Idealerweise schließt sich der Patient einer Lungensportgruppe an. Richtiges Abhusten ist in dieser Phase der starken Verschleimung von großer Bedeutung.

Das Leben geht auch in diesem Stadium weiter, allerdings sollten sich Betroffene überlegen, inwiefern der ausgeübte Beruf noch mit der Krankheit vereinbar ist oder welche Möglichkeiten sich alternativ auf dem Arbeitsmarkt bieten. Der Antrag auf eine Erwerbsminderungsrente sowie einen Schwerbehindertenausweis können Lösungen für ein Leben mit der Krankheit sein.

Mit GOLD 4 wird das Endstadium der COPD definiert. Auch, wenn die bronchialerweiternden Medikamente hier nur noch mäßig oder wenig helfen, sollten sie weiter eingenommen werden. Die Vorbeugung von Exazerbationen ist ebenso wichtig, denn sie können in diesem Stadium lebensbedrohlich sein.

Zur Minimierung des Risikos können cortisonhaltige Medikamente zum Inhalieren oder in Tablettenform bei schweren Exazerbationen eingesetzt werden. Da die natürliche Sauerstoffversorgung der Patienten sehr schlecht ist und ein Überschuss an Kohlenstoffdioxid im Blut besteht, finden sich mit der Sauerstoff-Langzeittherapie und der nicht-invasiven Beatmungstherapie zuhause weitere Möglichkeiten, um dem Patienten Atmung und Sauerstoffzuführung zu erleichtern.

Eine Lungenvolumenreduktion oder im äußersten Fall die Lungentransplantation gehören zu den operativen Maßnahmen, die im Endstadium einer COPD für bestimmte Patienten in Frage kommen. Ist der Alltag nicht mehr vom Patienten alleine zu bewältigen, ist die Beantragung einer Pflegestufe in Betracht zu ziehen.

## Verbesserte Sauerstoffaufnahme

Um einer akuten Atemnot vorzubeugen und mit der Atemproblematik bei COPD besser umgehen zu können, sollte die Sauerstoffaufnahme verbessert werden. Dies gelingt Patienten durch Bewegung an der frischen Luft, die nach Möglichkeit mehrmals die Woche für mindestens 30 Minuten durchgeführt werden sollte. Dabei genügt schon ein zügiger Spaziergang, um die Sauerstoffaufnahme zu steigern.

Durch die geeignete Körperhaltung sowie diverse Hilfsmittel lassen sich alltägliche Bewegungsabläufe lungenschonend und sauerstoffeffizient gestalten. Auf den Patienten abgestimmte Atem-, Entspannungs- und Entblähungstechniken, sowie Trainingsübungen zur Kräftigung, Stärkung und Ausdauersteigerung der Atemmuskulatur erleichtern COPD-Betroffenen das Atmen und führen zu einer verbesserten Lebensqualität. Weiterhin gilt es, auch die Psyche durch Affirmationen und positive Gedanken wieder auf Kurs zu bringen. Denn die begleitende, psychische Belastung kann den Atem abschnüren.

Es ist wichtig, Infektionen vorzubeugen, denn diese können eine Exazerbation (Verschlechterung der Krankheit) begünstigen. *Eine gesunde*

*Ernährung, die sich an der Ernährungspyramide orientiert und den Bedarf an bestimmten Nähr- und Vitalstoffen, die COPD-Patienten benötigen, deckt, trägt viel zum Wohlbefinden bei.* Sie verhindert Untergewicht, Übergewicht und Verdauungsbeschwerden, die ebenfalls die Atmung und somit die Sauerstoffaufnahme behindern.

*Last but not least muss sich kein Patient in sein Schicksal tatenlos fügen, denn die medizinische Sauerstoff-Langzeittherapie mit verschiedenen Sauerstoffsystemen ist eine Option, die Sauerstoffversorgung zu optimieren.*

## Medikamente zur Bronchialerweiterung zur Luftnotlinderung

Bronchialerweiternde Medikamente wie Anticholinergika und Beta-2-Sympathomimetika werden als Basistherapie bei einer COPD verabreicht. Als Mittel der zweiten Wahl stehen Xanthine zur Verfügung, die bei Unverträglichkeiten und Unwirksamkeit der anderen beiden Medikamente eine Ersatztherapie darstellen. Die sogenannten „Bronchodilatatoren" bewirken eine Weitung der verengten Atemwege, indem sie die Spannung der Bronchialmuskulatur senken. Atemnot und Husten können so gelindert werden, und die Sauerstoffzufuhr verbessert sich.

Bronchodilatatoren stehen als kurz- und langwirksame Medikamente zum Inhalieren und in Tablettenform sowie anderen Darreichungsformen zur Verfügung. Die kurzwirksamen Medikamente helfen bei akuten Atembeschwerden, während langwirksame Bronchodilatatoren eine Dauermedikation bei fortgeschrittener Krankheit sind. Je nach Art werden die Atemwege nur in der konkreten Situation oder dauerhaft geweitet. Bronchialerweiternde Medikamente helfen gegen die

Symptome und können so die Lebensqualität verbessern, allerdings können diese Medikamente eine COPD nicht heilen.

### *Arten von bronchialerweiternden Medikamenten*

Bei einer COPD kommen Medikamente aus der Gruppe der Anticholinergika, der Beta-2-Sympathomimetika sowie der Xanthine zum Einsatz.

Anticholinergika sind explizit auf die medikamentöse Basisbehandlung einer COPD ausgerichtet und werden neben den Beta-2-Sympathomimetika am häufigsten eingesetzt. Auch die Kombination der beiden Medikamentengruppen ist in der Praxis möglich.

Eines der kurzwirksamen Bedarfsmedikamente ist hier Ipratropiumbromid. Zu den langwirksamen Anticholinergika gehören Tiotropiumbromid und Aclidinium. Die Inhalation mittels Sprays, Dosieraerosol oder Inhalator ist die bevorzugte Anwendungsform, daneben werden Tabletten, Infusionen und Spritzen meist als Notfallmedikamente oder, wenn die inhalativen Medikamente nicht genügend wirken, angewendet.

Anticholinergika binden sich an den Rezeptor, mit dem sich auch der natürliche Botenstoff Acetylcholin verbindet, um Signale zum Zusammenziehen der Skelettmuskulatur übertragen zu können. Anticholinergika blockieren dieses Signal, was zur Entspannung der glatten Muskulatur in den Bronchien führt, die sich daraufhin weiten. Die Schleimbildung geht zurück.
Diese Medikamente gelten als gut verträglich, als Nebenwirkung kann bei den inhalativen Präparaten häufiger Mundtrockenheit auftreten.

Die Anwendung in Form von Medikamenten, die in den Blutkreislauf gelangen, z. B. Tabletten oder Infusionen, ist bei falscher Dosierung mit der Gefahr von Nebenwirkungen wie Blutdruckanstieg, Verdauungsproblemen, Halluzinationen oder Herzrhythmusstörungen verbunden.

Die Beta-2-Sympathomimetika werden fast allen COPD-Patienten als Bedarfsmedikament bei akuten Atembeschwerden, z. B. Bambuterol, Fenoterol, Salbutamol, verabreicht. Sie wirken sehr schnell und zuverlässig. In der Dauertherapie sind langwirksame Beta-2-Sympathomimetika wie Formoterol, Indacaterol oder Salmeterol angezeigt.

Die Inhalation ist die gebräuchliche Anwendungsart, da der Wirkstoff so direkt in die wichtigen Bereiche gelangt. Alternativ und besonders bei schweren Krankheitsverläufen können die bronchienerweiternden Medikamente auch als Tabletten, Spritzen oder Infusionen gegeben werden.

Beta-2-Sympathomimetika sorgen für eine Entspannung der glatten Muskulatur, die sich an den Wänden der Bronchien befindet.

Die Spannungsregulierung erfolgt über den „Sympathikus", der einen Teil des vegetativen Nervensystems abbildet. Dieser kann mithilfe von Botenstoffen, die an Rezeptoren andocken, Signale zur Entspannung der Muskulatur geben. Genau an den gleichen Rezeptoren heften sich auch die Beta-2-Sympathomimetika an und können ebenso die Entspannung einleiten, wodurch sich die Atemwege weiten. Weiterer positiver Effekt ist die Reduzierung von Schleimbildung in den Bronchien.

Inhalative Medikamente sind relativ nebenwirkungsarm. Bei Langzeitanwendung in Form von Tabletten oder Spritzen können u. a. Nebenwirkungen wie innere Unruhe, Schwitzen, Schlafstörungen und eine erhöhte Herzfrequenz oder Herzrhythmusstörungen auftreten.

Als dritte Gruppe von bronchialerweiternden Medikamenten sind die Xanthine zu nennen. Hier wird das Medikament Theophyllin in der

Dauertherapie eingesetzt, wenn Medikamente aus den anderen beiden Gruppen nicht gut vertragen werden oder keine befriedigende Wirkung zeigen. Allerdings ist eine regelmäßige Blutkontrolle wichtig. Denn Theophyllin baut sich nur langsam im Körper ab. Dadurch kann unter Einfluss von weiteren Faktoren wie Rauchen oder bestimmte Medikamente eine zu hohe Konzentration des Wirkstoffes im Blut entstehen, was schwere Nebenwirkungen zur Folge hat.

Zur Dauertherapie von COPD sind Tabletten, Sirup und Tropfen verfügbar, als Notfallmedikament kommen Infusionen und Spritzen zur Anwendung.

Die Weitung der Bronchien erfolgt durch die Hemmung des Enzyms Phosphodiesterase, was zu einer Erhöhung eines Signalmoleküls (cAMP) in den Muskelzellen der Bronchialwände führt. So kann sich die Bronchialmuskulatur entspannen und die Atemwege weiten sich.

Als Nebenwirkungen sind Magen-Darm-Probleme, Kopfschmerzen, Krampfanfälle, Herzrhythmusstörungen und Verwirrtheit zu nennen. Eine Überdosierung kann tödlich enden.

## *Inhalative Medikamente bei COPD:*

*Richtig inhalieren will gelernt sein*

Inhalative Medikamente gelten als hochwirksam und effektiv. Aber nur, wenn die Präparate richtig inhaliert werden. Denn oftmals kommen die Wirkstoffe gar nicht dort an, wo sie wirken sollen, sondern bleiben in Mund und Rachenraum praktisch hängen.
Von der Atemtechnik beim Inhalieren über Inhalationssysteme, Funktion und Pflege der Geräte bis hin zu praktischen Inhalierhilfen sollten sich Patienten mit dem Thema intensiv beschäftigten. Dazu gibt es reichlich Infomaterial, auch online, ebenso werden Patientenschulungen zum Thema angeboten.

## Cortison kritisch betrachtet

Cortison kommt bei COPD häufig zum Einsatz, denn wie kein anderer Wirkstoff hemmt Cortison entzündliche Prozesse effektiv und nach-haltig in der Lunge, oftmals in Form von inhalativ verabreichtem Cortisonspray. Damit gelingt es bei vielen Patienten, gefährliche Komplikationen zu verhindern und verhilft zu mehr Lebensqualität.

Bei aller Euphorie sollte man jedoch nicht außer Acht lassen, dass Cortison auch seine Schattenseiten hat und gerade eine längerfristige Anwendung zu bedenklichen Nebenwirkungen führt. Die Frage, ob Cortison tatsächlich notwendig ist, sollte im Vorfeld gründlich abgeklärt werden, hierzu bezieht der Facharzt die genaue Diagnostik und den Krankheitsverlauf in seine Bewertung ein.

Die Nebenwirkungen beschränken sich nicht nur auf kurzfristig auftretenden Symptomen, wie eine deutliche Gewichtszunahme, Wassereinlagerungen (Ödeme), das typische Cortison-Mondgesicht, Stimmungsschwankungen, Bluthochdruck, eine erhöhte Neigung zu Blutgerinnseln (Thrombosen), Schlafstörungen, Akne, häufiges Verlangen nach Essen, sondern betreffen auch so elementar wichtige Funktionen wie das Immunsystem, das durch die Cortisoneinnahme massiv unterdrückt wird und somit vielen weiteren Erkrankungen Tür und Tor öffnet.
Darüber hinaus ist auch die Gefahr von langfristigen Folgeschäden gegeben wie Hautverdünnungen, Hautschädigungen, Diabetes, Magengeschwüren und Beeinträchtigungen der Augen wie dem Grünen Star (Glaukom) und Grauen Star (Katarakt). Besonders gefürchtet jedoch wird der durch Cortison einsetzende Knochenschwund, der als Osteoporose bekannt ist.

Die Osteoporose entsteht, wenn kein Gleichgewicht zwischen Knochenaufbau und -abbau besteht. Cortison führt dazu, dass die sogenannten knochenaufbauenden Osteoblasten beeinträchtigt werden.

Bei einer langfristigen Cortisoneinnahme kann sich dadurch die Knochendichte bedrohlich reduzieren. Infolgedessen werden die Knochen wesentlich dünner, sodass sich das Risiko von Knochenbrüchen dramatisch erhöht. Somit ist nachvollziehbar, dass im Zusammenhang mit Cortison die Osteoporose zu den gefürchtetsten Nebenwirkungen gehört.

Während sich die kurzfristig entstehenden Nebenwirkungen sehr häufig wieder vollständig zurückbilden, sobald die Cortisonbehandlung beendet wird, lassen sich die langfristigen Folgeschäden oftmals nicht revidieren. Insbesondere betrifft dies die Augenerkrankungen und Osteoporose.

Bei all diesen negativen Seiten von Cortison darf nicht unbedacht bleiben, dass es Krankheitsbilder gibt, bei denen es kaum oder gar keine Alternativen existieren und Cortison in einigen Fällen sogar lebensrettend ist, je nach Fall trifft dies auch auf COPD zu.

## *Besser leben mit Cortison*

Nicht zwangsläufig muss es durch Cortison zu den gefürchteten Nebenwirkungen kommen, zumindest kann man sie durch einige Maßnahmen besser in den Griff bekommen.
Wenn diese zum Zuge kommen und zudem die Dosierung des Cortisons richtig festgelegt wird, ist der Nutzen der Behandlung in der Regel größer als die möglichen Nebenwirkungen.

### *Gewichtszunahme*

Gewichtszunahme durch Cortison ist weit verbreitet und einer der Hauptgründe, warum Patienten sich ungerne Cortison verordnen lassen. Doch durch eine gezielte Ernährungsumstellung lässt sich eine unerwünschte Gewichtszunahme verhindern.

*Dazu gehört, dass Lebensmittel mit gesättigten Fettsäuren, rotes Fleisch, Salz und Zucker reduziert werden.* Das Überwachen der täglichen Kalorienzufuhr und regelmäßiges Wiegen helfen dabei, das Gewicht im Auge zu behalten und rechtzeitig gegenzusteuern.

### *Vitamin C und Co.*

Die Einnahme von Vitamin C, D und Calcium kann dazu beitragen, Nebenwirkungen in Grenzen zu halten oder sogar ganz zu vermeiden. Um Osteoporose zu verhindern, sind besonders Vitamin D (mindestens 1.000 Einheiten täglich) und Calcium relevant.

### *Dosierung*

Eventuell kann die Dosierung auf einen Zweitagesrhythmus gesetzt werden. Die Wirksamkeit sollte dabei allerdings nicht schlechter ausfallen als bei einer täglichen Einnahme. Fragen Sie hierzu Ihren behandelnden Arzt.

### *Nebenniereninsuffizienz*

Durch Cortison kommt es zu einer reduzierten Aktivität der Nebennierenrinde, was in eine Nebenniereninsuffizienz münden kann. Als Folge produziert die Nebennierenrinde weniger Cortisol, sodass der Körper nicht mehr angemessen auf Stresssituationen reagieren kann.

Bis die körpereigene Cortisolproduktion wieder das ursprüngliche Niveau erreicht, wie vor der Cortisonmedikation, kann bis zu ein Jahr vergehen. Wenn in dieser Zeit besonders stressbelastende Ereignisse eintreten wie etwa eine Operation oder starke Infektion, sollte der behandelnde Arzt auf die zuvor erfolgte Cortisonbehandlung hingewiesen werden.

### *Kein plötzliches Absetzen*

Sobald sich durch die Cortisoneinnahme die Symptome deutlich verbessern, neigen viele Patienten dazu, das Cortison eigenmächtig zu reduzieren oder sogar komplett abzusetzen. Hiervor muss unbedingt gewarnt werden, denn unbedachte Dosierungsveränderungen können ungeahnte Folgen mit sich bringen, die sogar schlimmer sein können als die cortisonbedingten Nebenwirkungen. Gelenkschmerzen, Muskelverspannungen, Müdigkeit und sogar Fieber sind typische Entzugserscheinungen. Anpassungen von Cortisondosierungen müssen immer in kleinen Schritten erfolgen.

### *Flüssigkeitshaushalt*

Cortison ist an der Regulierung des Wasserhaushaltes beteiligt, sodass Wassereinlagerungen (typischerweise Schwellungen der Knöchel) und erhöhter Blutdruck auftreten können.

Eine salzarme Ernährung hilft dabei, Wassereinlagerungen zu reduzieren und den Blutdruck unter Kontrolle zu bringen. Bevorzugen Sie besonders bei Fertiggerichten, Salatdressings, Suppen und Chips salzarme Varianten. In einigen Fällen kann der Arzt Diuretika (Entwässerungsmedikamente) verordnen.

### *Erhöhter Blutzucker*

Cortison ist an der Aufrechterhaltung des Blutzuckerspiegels beteiligt, und eine langfristige Cortisoneinnahme kann zu Diabetes führen. Das macht es so wichtig, dass der Blutzuckerspiegel regelmäßig überprüft wird und gegebenenfalls die Ernährung durch eine Reduzierung von Kohlenhydraten angepasst wird.

*Kontrolluntersuchungen*

Um körperliche Beeinträchtigungen frühzeitig feststellen zu können, sind regelmäßige Kontrolluntersuchungen unerlässlich. Hierzu gehören die Überwachung des Blutdrucks, des Blutzuckers, der Lungenfunktion, der Knochendichte und der Sehkraft.

## Beatmung mit Maske

Um die überlastete Atemmuskulatur zu entlasten und einen zu hohen Kohlendioxidgehalt im Blut zu senken, kommt für COPD-Patienten die nicht-invasive Beatmung (NIV) mit Beatmungsgerät und spezieller Maske in Betracht. Bei akuter Atemnot, beispielsweise im Falle einer schweren Exazerbation, wird diese in einem Krankenhaus durchgeführt, ansonsten stehen hier für Patienten mit Atemnot im fortgeschrittenen Stadium der Krankheit kompakte Beatmungsgeräte mit entsprechenden Masken zur Verfügung, die der Patient selbstständig zuhause einsetzen kann.

Das Beatmungsgerät übernimmt die Arbeit der Atemmuskeln, was die körpereigenen Muskeln schont und in Ruhe versetzt. Durch diese Erholungsphase regeneriert sich die eigene Muskulatur wieder. Die Atemmaske wird dabei über einen längeren Zeitraum, meist in der Nacht, getragen. So beeinträchtigt sie den Alltag des Patienten tagsüber nicht. Mit der nicht-invasiven Beatmungstherapie zeigt sich eine fundierte, etablierte Therapieoption bei COPD und Lungenemphysem, sie kann auch zusätzlich zu einer Sauerstoff-Langzeittherapie angewendet werden.

Die nicht-invasive Beatmung ist das schonende Pendant zur invasiven, klinischen Beatmung mittels Intubation oder Tracheotomie, bei der ein Beatmungsschlauch durch die Luftröhre eingeführt wird. Diese kommt nur dann in Frage, wenn Gegenanzeigen vorliegen oder die nichtinvasive Beatmung keinen Erfolg hat.

## *Erschöpfung der Atemmuskulatur und hoher Kohlendioxidgehalt im Blut*

Für COPD-Patienten ist Lufthölen und Luftausatmen ein Kraftakt, der die Atemmuskeln stets aufs Neue extrem beansprucht. Je nach Schweregrad und Stadium der Lungenkrankheit ist eine chronische Erschöpfung der Atemmuskulatur zu beobachten.
Weil das Ausatmen sehr schwerfällt und nicht richtig funktioniert, sammelt sich zudem zu viel Kohlendioxid im Blut an, das zu Atemnot führt.
Die nicht-invasive Beatmung mit Geräten, die zu Hause eingesetzt werden, verschafft dem Patienten ohne Anstrengung mehr Luft, schont die beanspruchten Muskeln und verhilft ihnen zur Regeneration. Auch eine akute Überlastung mit starker Atemnot ist möglich, was dann einen medizinischen Notfall bedeutet, der im Krankenhaus mit maschineller Beatmung behandelt wird.

Patienten mit COPD sollten bei zunehmenden Atembeschwerden mit Atemnot ihren Facharzt aufsuchen, damit dieser abklären kann, ob ein Beatmungsgerät mit Maske zur weiteren Therapie in Frage kommt. Insbesondere, wenn Symptome wie Kurzatmigkeit bei geringer Belastung, Schlafstörungen, erschlagenes Gefühl am Morgen, Kopfschmerzen auftreten, können das Indikatoren für eine häusliche nichtinvasive Beatmungstherapie sein. Auch, wenn unter Anwendung eines Sauerstoffgerätes trotz allem noch Beschwerden bestehen, kann ein zusätzliches Beatmungsgerät oftmals Linderung verschaffen.

### *Nicht-invasive, häusliche Beatmung - Geräte, Funktion, Wirkung*

Beatmungsgeräte für den häuslichen Gebrauch zeigen sich in kompakter Bauweise. Sie finden von der Größe her auf einem Nachttisch Platz.

Angeschlossen ist ein Schlauch mit einer Maske, die über Nase und Mund luftdicht abschließt. Geräte sind von verschiedenen Herstellern für medizinische Technik verfügbar, der Patient erhält sein System bei ärztlicher Verordnung auf Rezept.

Vor dem ersten Einsatz des Gerätes zuhause erfolgen erste Behandlungen und Übungen zur Gewöhnung sowie die korrekte Anpassung in der Klinik über einen Zeitraum von wenigen Tagen.

Dabei werden auch gleich alle individuellen Einstellungen am Gerät für den Patienten vorgenommen und die Kohlendioxid-Werte stetig überprüft. Der Patient erhält eine Einweisung zur Handhabung und Pflege des Beatmungsgerätes. Anschließend kann er das Gerät mit nach Hause nehmen. Getragen wird es vorzugsweise nachts für mehrere Stunden, nach Bedarf ist auch der Einsatz am Tag möglich.

Das Beatmungssystem erzeugt mechanisch einen Über- oder Unterdruck, durch den die Umgebungsluft aufgenommen und über die Maske in die Lunge geleitet wird. Zwerchfell und weitere Atemmuskeln werden für die Zeit der maschinellen Beatmung sozusagen stillgelegt, in einen Entspannungszustand versetzt und können sich erholen. Die Maschine übernimmt nun deren Arbeit, meist für einen Zeitraum von sechs Stunden, damit eine wirksame Regeneration erfolgen kann.

Die Maske beeinträchtigt den Patienten nicht beim Sprechen, Husten oder Schlucken. Während der Beatmung sollte der Patient liegen oder sitzen und selbst ausruhen. Bewegung ist jetzt kontraproduktiv. Das Heimbeatmungsgerät ist nicht tragbar, derzeit wird jedoch an solchen mobilen Geräten geforscht, die auch unter Belastung eingesetzt werden können, um akute Atemnot zu verhindern.

Die nichtinvasive Beatmungstherapie mit Maske bewirkt nachweislich und ist durch Studien belegt. Ein effektiverer Gasaustauch in der Lunge, vermindert Exazerbationen, erhöht die Schlafqualität und die Belastbarkeit des Patienten im Alltag. Die Lebenserwartung und die Lebensqualität steigen an, Klinikaufenthalte reduzieren sich.

### *Innovationen bei Beatmungsgeräten*

Neben den bereits erwähnten, mobilen Beatmungsgeräten, an denen gearbeitet wird, gibt es bereits ein konkretes, neues System. Im deutschen Forschungszentrum Borstel (Schleswig-Holstein) wurde ein nichtinvasives Beatmungsgerät mit integrierter Lippenbremse für Menschen mit fortgeschrittener COPD entwickelt.

Dieses wird derzeit in einer umfangreichen Studie, an der die Lungen-Clinic Grosshansdorf, die Thoraxklinik Heidelberg, die Medizinische Hochschule Hannover, die Universitätsklinik Lübeck und das Städtische Klinikum Dortmund beteiligt sind, getestet. Die laufende Studie untersucht bei Patienten mit einer fortgeschrittenen COPD Verträglichkeit, Vorteile und Sicherheit der innovativen Beatmungstherapie und vergleicht diese mit der klassischen, nichtinvasiven Beatmung.

Hintergrund der Entwicklung ist, dass Patienten auch nachts von der entblähenden Wirkung der Lippenbremse profitieren können. Das Gerät simuliert die besondere Atemtechnik der Lippenbremse, mit der die tiefen Lungenareale belüftet, Schleim gelöst und die Atemmuskulatur gekräftigt werden können. Bei der Lippenbremse sind die Lippen zugespitzt wie beim Pfeifen, die Oberlippe wird leicht vorgestülpt.

Durch einen schmalen Spalt atmet der Patient nun solange wie möglich aus, was eine gleichmäßige und langsame Luftentweichung bewirkt. Diese Technik wurde auf das neue Beatmungsgerät übertragen, welches durch einen ansteigenden und wieder abfallenden Druck einen Widerstand bei der Ausatmung erzeugt und so die Bronchien länger offenhält. So kann eine Überblähung der Lunge verhindert werden.

## Langzeittherapie mit Sauerstoff

Die Langzeittherapie mit Sauerstoff (LTOT - eng. Kürzel für Long Term Oxygen Therapy) ist bei COPD-Patienten im fortgeschrittenen Krankheitsstadium mit chronischem Sauerstoffmangel im Blut (Hypoxämie) angezeigt. Auch COPD-Patienten, die einen erhöhten Sauerstoffbedarf unter Belastung haben, können von einer gezielten Sauerstoffgabe profitieren.

Wenn Medikamente und andere Therapieoptionen keine Besserung zeigen und der Patient einen arteriellen Sauerstoffpartialdruck (PaO2) unter 55 mmHg aufweist, wird die Langzeit-Sauerstoffgabe vom Arzt eingeleitet. Relevant für die Indikation sind hier die Leitlinien der Deutschen Gesellschaft für Pneumologie und Beatmungsmedizin.

Mit einem Sauerstoffversorgungssystem, das in verschiedenen Ausführungen und für die häusliche sowie mobile Anwendung zur Verfügung steht, wird dem Patienten medizinischer Sauerstoff in einer genau festgelegten Dosis permanent zugeführt. Diese Therapiemaßnahme verbessert die Lebensqualität des Patienten deutlich, wenn er sie regelmäßig und konsequent durchführt. Die Sauerstoffversorgung erfolgt entweder über Nacht oder Tag und Nacht. Sie sollte mindestens 15-16 Stunden anhalten, bei einer 24-stündigen Anwendungszeit sind die Resultate noch besser.

In der Praxis haben nicht wenige Patienten Probleme mit der Akzeptanz der Langzeitsauerstofftherapie, sie empfinden die Anwendung als Einschnitt in ihrem Alltag, oftmals fehlt auch die Unterstützung von Angehörigen. Daran muss dringend gearbeitet werden, denn Sauerstoff ist ein Lebenselixier. Sauerstoffmangel führt zu dauerhaften Schäden an Organen, insbesondere das Gehirn kann empfindlich beeinträchtigt werden. Hier ist es eigentlich keine Frage, dass eine Behandlung lebensnotwendig ist.

### *Diagnose: Chronischer Sauerstoffmangel im Blut*

Oftmals bleibt ein chronischer Sauerstoffmangel im Blut bei COPD-Patienten lange unbemerkt, weil er sich schleichend entwickelt und zu Beginn noch keine deutlichen Beschwerden macht. Patienten sollten daher regelmäßig vom Arzt den so genannten arteriellen Sauerstoffpartialdruck (PAO2) messen lassen, um frühzeitig eine Sauerstoff-Langzeittherapie einleiten zu können. Dies geschieht durch eine Blutgasanalyse, bei der eine kleine Menge Blut, meist aus dem Ohrläppchen oder aus einer Arterie, abgenommen wird.

Neben dem Sauerstoffgehalt im Blut werden auch die Kohlendioxid-Werte aus der Blutprobe ermittelt, was der Facharzt vor Ort mit einem speziellen Gerät innerhalb weniger Minuten erledigen kann.

Eine Langzeittherapie mit Sauerstoff ist angezeigt, wenn der PAO2-Wert über einen Zeitraum von vier Wochen in einer stabilen Krankheitsphase dreimal 55 mmHG oder weniger beträgt. Der Grenzwert liegt bei 60 mmHG. Ziel der zusätzlichen Zuführung von Sauerstoff, ist es, mindestens den Grenzwert oder eine höhere Sauerstoffsättigung je nach Bedarf zu erreichen. Dazu werden am Anfang der Therapie die Sauerstoffflussraten für die Einstellungen am Therapiegerät genauestens ermittelt.

## ***Systeme für die Sauerstoffzufuhr –***
*Funktionsweise, Arten, Wirkerfolge*

Über Sauerstoff-Systeme wird dem Patienten Sauerstoff zugeführt, den er durch die geschädigten Lungenbläschen und eingeschränkte Atmung nicht selbst ordnungsgemäß aufnehmen kann. Diese Systeme bestehen immer aus einem Gerät (stationär oder mobil) und einem dünnen Zuleitungsschlauch, an dem sich eine Nasenbrille/Nasensonde, eine Sauerstoffmaske, eine O2-Brille, ein Oxynator für den dauerhaften Fluss oder ein Mundstück zum Inhalieren (Demandsystem) je nach Ausführung und Eignung für den Patienten befindet.

Die Wirksamkeit ist nur dann gegeben, wenn die Sauerstoffzufuhr mindestens 16 Stunden beträgt, wobei 24 Stunden das Optimum sind. Die Gabe von medizinischem Sauerstoff erhöht den Sauerstoffgehalt im Blut, weitet die Gefäße und beugt schwerwiegenden, gesundheitlichen Schäden vor. Wieviel Sauerstoff in welcher Dosierung gegeben wird, legt der Arzt fest. Die Unterbrechung oder Beendigung der Therapie darf nicht eigenmächtig durch den Patienten erfolgen, sondern muss mit dem Arzt besprochen werden.

Die Verordnung der Therapie ist nur durch den Arzt möglich, wenn Diagnose und Voraussetzungen dies zulassen. Die Kosten werden von der Krankenkasse übernommen.

Die Systeme und Geräte für die Sauerstoff-Langzeittherapie stellen versierte Hersteller zur Verfügung, wobei hier Verträge mit den jeweiligen Krankenkassen ausschlaggebend dafür sind, welche Hersteller in Frage kommen. Meist werden auch die anfallenden Stromkosten für den Betrieb von stationären Sauerstoffkonzentratoren von den Krankenkassen übernommen, wenn ein entsprechender Nachweis, z. B. durch Messung des Stromverbrauchs direkt am Stromanschluss des Gerätes, vorliegt. Für die Füllung von Gasdruckflaschen sind die Rezeptgebühren vom Patienten zu tragen.

Der Markt bietet unterschiedliche Geräte und Systeme für die dauerhafte Sauerstoffversorgung an. Hier wird zum einen unterschieden in stationäre und mobile Geräte sowie in Systeme, die mit gasförmigem und flüssigem Sauerstoff betrieben werden.

Strombetriebene, stationäre, also feststehende Geräte sind für den dauerhaften Einsatz im häuslichen Bereich gedacht. Sie sind, aufgrund ihrer Größe und des Gewichts, nur beschränkt (z. B. von einem Zimmer zum anderen) transportierbar, können aber nicht inner- oder außerhalb der Wohnung einfach so mitgenommen werden. Stationäre Systeme gewährleisten einen kontinuierlichen Sauerstoffzufluss, gerade in der Nacht und gelten als sehr zuverlässig.

Demgegenüber stehen die mobilen Sauerstoffgeräte, die dem Patienten im Alltag mehr Bewegungsfreiheit lassen, da er sie überall hin mitnehmen kann. Die kompakten, leichten und tragbaren Geräte können in Taschen/Rucksäcken oder auf Rollwägen transportiert werden. Diese Systeme sind mit wiederaufladbaren Akkus ausgestattet. Die Nutzungsdauer ist auf die Akkulaufzeit begrenzt.

Auch die Füllmenge wird durch die kompakte Bauweise beschränkt. Es finden sich weiterhin sogenannte mobile Demandsysteme, welche gezielt nur dann Sauerstoff abgeben, wenn der Patient einatmet. Das spart Sauerstoff und Akkulaufzeit. Nachteil dieser Atemzugsteuerung ist allerdings, dass eine Anwendung über Nacht und somit eine kontinuierliche Sauerstoffzufuhr nicht möglich ist.

Für beide Arten von Geräten sind Sauerstoffsysteme mit gasförmigem Sauerstoff, die als Sauerstoffkonzentratoren bezeichnet werden, oder solche mit flüssigem Sauerstoff erhältlich.

Die Sauerstoffkonzentratoren gewinnen reinen Sauerstoff mithilfe eines Kompressors aus der Umgebungsluft. Die eingesogene Luft wird in einem Molekurlarsieb gefiltert, sodass Kohlendioxid und Stickstoff im Filter verbleiben und nur die Sauerstoffmoleküle für den Patienten über die Nasenbrille oder anderes Zubehör bereitgestellt werden.

Alternativ ist die mobile Versorgung mit Sauerstoff auch über mitgeführte Druckflaschen möglich. Ist die Flasche leer, wird sie durch eine neue ersetzt oder im Fachhandel bzw. an einer speziellen Sauerstoff-Füllstation wieder befüllt. Die Füllmenge beträgt ca. zwei Liter, die ausreichend für zwei bis sechs Stunden sind. Die Handhabung ist gewöhnungsbedürftig, zudem muss immer darauf geachtet werden, dass die vorhandene Menge reicht oder genügend Flaschen unterwegs mitgeführt werden.

Für die Versorgung mit Flüssigsauerstoff (Liquid oxygen, LOX) stehen stationäre Flüssigsauerstofftanks für feststehende Geräte bereit. Diese Systeme verfügen über eine Kühleinheit, die den Sauerstoff bei -183 Grad lagerfähig macht. Ein Liter Flüssigsauerstoff ergibt 850 Liter gasförmigen Sauerstoff. Mobile Geräte besitzen entsprechend einen Vorratsbehälter für Flüssiggas, der am hauseigenen Sauerstofftank aufgefüllt werden kann.

*Wie wissenschaftliche Studien, speziell auf die Vorteile bei COPD-Patienten bezogen, belegen konnten, trägt die Langzeit-Sauerstofftherapie zu einer verbesserten körperlichen Belastbarkeit und Leistungsfähigkeit bei und entlastet das Herz. Auch Training zur Stärkung der Ausdauer, Beweglichkeit und Lungenleistung kann mit einem Sauerstoff-Versorgungssystem vom Patienten effektiver durchgeführt werden. Insgesamt kann die Lebenserwartung deutlich erhöht werden.*

### Richtige Sauerstoff-Dosierung für die Langzeittherapie

Verordnet der Arzt eine Sauerstoff-Langzeittherapie, wird zunächst der Sauerstoffgehalt im Blut ermittelt. Anschließend erfolgt eine kontrollierte Gabe von Sauerstoff durch den Arzt, die solange erhöht wird, bis

die benötigte Sauerstoffkonzentration erreicht ist. So kann der Arzt die Zufuhrmenge an Sauerstoff pro Minute, die der Patient zusätzlich benötigt - die „Sauerstoff-Flussrate" - am Gerät individuell einstellen. In der Nacht und bei körperlichen Anstrengungen können die Werte verändert sein.
Die Zufuhr von Sauerstoff sollte weder zu hoch, noch zu niedrig sein, deshalb darf der Patient keine eigenmächtigen Veränderungen der Sauerstoffflussrate vornehmen. Regelmäßige Kontrollen sind wichtig, um den Erfolg der Behandlung zu beurteilen und ggf. Anpassungen der Sauerstoff-Einstellungen vorzunehmen.

### *Pflege und Vorsichtsmaßnahmen Therapiegerät*

Wenn das Sauerstoff-Therapiegerät ausgehändigt wird, erhält der Patient eine ausführliche Einweisung und Anleitung, sowie seine individuellen Einstellungen und Blutgaswerte in einem eigens dafür angefertigten Sauerstoffpass. Um den reibungslosen Ablauf zu gewährleisten und vor Infektionen zu schützen, sind bestimmte Hygiene- und Pflegemaßnahmen zu beachten.

Gehäuse und Bedieneinstellungen sollten regelmäßig desinfiziert werden. Wenn sich Wassertropfen im Schlauch bilden, sind diese mit Sauerstoff trocken zu pusten, um die Keimansiedlung zu verhindern und einen freien Sauerstofffluss zu garantieren. Bei der Anwendung von Nasenbrillen sollte ein austauschbarer Vorrat bestehen, denn diese neigen bei Dauergebrauch zu schneller Verschmutzung und können hart werden.

Ein Austausch wird wöchentlich empfohlen. Austausch bzw. Desinfektion gelten auch für Zubehör wie Mundstücke, Atemmasken, etc. Einmal in der Woche ist der Luftfilter an Sauerstoffkonzentratoren zu reinigen. Silikonschläuche sollten alle zwei Wochen ausgekocht werden, bei PVC-Schläuchen empfiehlt sich der zweimalige Austausch pro Jahr.

Beim Umgang mit Sauerstoff ist auf erhöhte Brandgefahr zu achten. Vom Gerät wird immer auch etwas Sauerstoff an die Umgebungsluft abgegeben. Gerade vor dem Gesicht zeigt sich die Sauerstoffkonzentration hoch. Je mehr Sauerstoff in der Luft ist, umso größer wird die Brandgefahr. Eine gute Belüftung ist das A und O, Raumtüren sollten nach Möglichkeit geöffnet bleiben. Rauchen ist ein absolutes Tabu. Von jeglicher Hitzequelle ist ein ausreichender Sicherheitsabstand einzuhalten.

Fette und Öle führen in Verbindung mit Sauerstoff zur Explosion und dürfen daher nicht in Berührung mit Sauerstoffflaschen kommen.

Sauerstoffbehälter sollten stets aufrecht ohne Abdeckung gelagert werden. Wer mobile Geräte und Tanks im Auto mitführt, transportiert „Gefahrengut", welches nur aufrecht und gesichert befördert werden sollte. Die KFZ-Versicherung ist darüber zu informieren.

Lagerfähiger Flüssigsauerstoff besitzt eine Temperatur von -183 Grad, was äußerste Vorsicht beim Befüllen von mobilen Geräten erfordert, sonst drohen Kälteverbrennungen. Bei schadhaften Geräten, aus denen Sauerstoff austritt, muss der Hersteller informiert werden. Die Fenster sollten zügig geöffnet und Hautkontakt vermieden werden.

### *Mögliche Nebenwirkungen einer Langzeittherapie mit Sauerstoff*

Als häufige Nebenwirkungen zeigen sich eine trockene Nasenschleimhaut oder Hautreizungen und allergische Reaktionen, gerade, wenn die Flussrate über 2 Liter pro Minute liegt. Manche Therapiegeräte verfügen über einen vorgeschalteten Befeuchter, der jedoch auch nachgerüstet werden kann. Dieser beugt der trockenen Nasenschleimhaut vor, benötigt aber eine hygienische Pflege und steriles Wasser, damit sich darin keine Bakterien, Pilze oder schädliche Umweltpartikel ansiedeln können.

Begleitend sollten die Nasenschleimhäute mit geeigneten Cremes, Nasensprays oder sanftem Babyöl feucht und geschmeidig gehalten werden. Weiter können sich Druckstellen durch die Nasenbrille hinter den Ohren und an der Nase bilden. Durch spezielle Schaumstoffhüllen oder feine Kompressen lassen sich diese vermeiden.

Solange der Patient keine eigenmächtigen Veränderungen an der Sauerstoff-Flussrate vornimmt, sind keine weiteren, nennenswerten Nebenwirkungen bekannt. Das bedeutet, dass auch bei Luftnot die Menge an Sauerstoff niemals eigenständig über den Maximumwert erhöht werden darf. Das kann zu Kopfschmerzen, Schwindel und zu einer $CO_2$-Narkose mit reduziertem Atemantrieb führen.

### *Problematik mit der Akzeptanz bei COPD-Patienten*

Die Verordnung einer Sauerstoff-Langzeittherapie sollte eigentlich ein Grund zum Aufatmen im wahrsten Sinne des Wortes sein, denn sie bewahrt vor schwerwiegenden Schäden und verlängert das Leben. Doch nicht wenige Patienten haben damit ein echtes Problem. Sie trauen sich nicht, das Gerät in der Öffentlichkeit mitzuführen, schämen sich sogar, haben Angst, als „behindert" oder nicht vollwertig zu gelten. Sie fühlen sich in der Mobilität eingeschränkt und mitunter abhängig von anderen Personen.

Diese Problematik führt oft zu mangelnder Therapietreue, wenn der Patient nach einer gewissen Zeit, der für ihn mentalen Belastung, nicht mehr standhält. Daraus ergeben sich weitere, negative psychosoziale Folgen wie Isolation, Verlust des Selbstwertgefühls, Depressionen. Daher ist die Motivation zur Therapie unter Berücksichtigung der sozialen Faktoren immens wichtig.

Dazu gehört unbedingt die Einbindung von Angehörigen, Partnern und engsten Vertrauten, denn die LTOT verlangt auch ihnen Akzeptanz und Toleranz ab, was mitunter zu Spannungen, gar Trennungen und Streit führen kann. Hier stehen sowohl Patienten wie auch deren Umfeld in der psychologischen Praxis einige Werkzeuge zum Bewältigen von Ängsten, Vorurteilen, Konflikten und zur Anpassung an die veränderte Lebenssituation zur Verfügung, die von allen Beteiligten genutzt werden sollten.

Möglichkeiten bieten sich durch Resilienztraining (Stressmanagement) oder Selbsthilfegruppen, in denen sich „Leidensgenossen" intensiv und in geschütztem Rahmen austauschen können.

## Lungenvolumenreduktion

Wenn eingeatmete Luft nicht mehr richtig ausgeatmet werden kann, entsteht ein Luftstau in den Lungen und Lungenbläschen. Die Lunge bläht sich regelrecht auf, was langfristig zu einer Zerstörung der Lungenbläschen führt, die den Austausch zwischen Sauerstoff und Kohlendioxid regeln. Weniger Lungenbläschen bedeutet für den COPD-Patienten eine eingeschränkte Sauerstoffaufnahme sowie erhebliche Beeinträchtigungen beim Ausatmen, was langfristig zu Atemnot auch in Ruhe führt.

Durch die chirurgische oder bronchoskopische Reduzierung des Lungenvolumens kann dem Patienten geholfen werden, wenn die klassischen Therapiemöglichkeiten (medikamentös, Sauerstoffgabe, Beatmung mit Maske) ausgeschöpft sind.

Mit der sogenannten bronchoskopischen Lungenvolumenreduktion findet sich ein relativ neues und junges Verfahren, um COPD-Patienten mit schwerem Lungenemphysem (überblähte Lunge) die Atmung zu erleichtern. Der minimal-invasive Eingriff reduziert die Belastungen eines offenen, chirurgischen Eingriffs und wird mit verschiedenen endoskopischen Verfahren durchgeführt.

### *Das Lungenemphysem – Überblähung der Lunge*

Die Lungenbläschen oder Alveolen in den Lungenflügeln, von denen der Mensch etwa 300 Millionen besitzt, sind für den Gasaustausch (Sauerstoffaufnahme und Kohlendioxidabgabe) verantwortlich. Sie nehmen den Sauerstoff auf, der dann über das Blut in die Organe und Zellen gelangt. Kohlendioxid, das bei der Verbrennung von Energie entsteht, wird vom Blut an die Alveolen abgegeben und muss wieder ausgeatmet werden.

Durch die erschwerte Atmung bei COPD ist das Abatmen von Kohlendioxid beeinträchtigt, was bedeutet, dass Luft in die Lunge kommt, die später jedoch nicht mehr vollständig entweichen kann.

Bei COPD-Patienten mit Lungenemphysem ist das Lungengewebe, in dem die Alveolen sitzen, durch den eingeschränkten Gasaustausch und den so entstehenden Luftstau überbläht und erweitert, wodurch die Wände der Lungenbläschen zerstört werden und die Alveolen platzen. Zerstörte Lungenbläschen können nicht wiederhergestellt werden oder sich nachbilden.

Die Anzahl der Lungenbläschen reduziert sich zunehmend, Sauerstoffaufnahme und Kohlendioxidabgabe sind gestört. Es entstehen größere Lufträume in den Lungen, das Lungenvolumen vergrößert sich. Die überblähten Areale ohne Funktion drücken auf das gesunde Gewebe der Lunge und erschweren die Atmung bis hin zur Atemnot.

Hier ist auch das Zwerchfell betroffen, das sich unter der Lunge befindet und den wichtigsten Muskel der Atmung darstellt. Es kann seine Arbeit nicht mehr ordnungsgemäß verrichten. Die normale Elastizität der Lunge ist nicht mehr gegeben, welche das Ausatmen unterstützt. Die Atemproblematik verläuft in Schüben. Zu Beginn verspürt der Patient Atemnot nur bei körperlicher Anstrengung, im fortgeschrittenen Stadium ist die Atemnot auch in Ruhe vorhanden.

Durch angepasste Medikamente und Atemgymnastik können die Beschwerden bei einem Lungenemphysem gemindert werden. Bei fortgeschrittenem Lungenemphysem kommen die Langzeit-Sauerstofftherapie und die nicht-invasive Beatmung als weitere Behandlungsmöglichkeiten in Frage. Tritt dann keine Besserung ein, kann die Verkleinerung des Lungenvolumens noch eine Option sein. Das konkrete Verfahren richtet sich danach, ob eine gleichmäßige (homogene) oder ungleichmäßige (heterogene) Verteilung des überblähten Lungengewebes vorliegt.

## *Lungenvolumenreduktion - die möglichen Verfahren*

Die Medizin kennt das klassische, chirurgische Verfahren der Lungenvolumenreduktion, das in Vollnarkose durchgeführt wird.

Dabei wird das überblähte Gewebe mit einem Skalpell sozusagen weggeschnitten. Dadurch kann die Atemnot gelindert werden, das gesunde Gewebe ist nicht mehr durch den dauerhaften Druck der luftgefüllten Bereiche ohne Funktion an seiner Arbeit gehindert. Im ersten Jahr nach einem solchen Eingriff ist die Sterblichkeitsrate im Vergleich zu Patienten mit herkömmlicher Therapie laut Studien leicht erhöht. Nach 5 Jahren hat sich jedoch bei den operierten Patienten eine deutliche Verbesserung gezeigt, die mit erheblich weniger Atemnot und Exazerbationen einherging.

Schonender und mit weniger Nebenwirkungen behaftet sind die neuen bronchoskopischen Verfahren zur Lungenvolumenreduktion. Sie eignen sich besonders gut bei einer heterogenen Verteilung des überblähten Lungengewebes wenn sich die überblähten Bereiche im oberen Lungenlappen befinden. Auch diese Methoden werden in Narkose durchgeführt. Im Wesentlichen kommt hier der Einsatz von Ventilen oder Spiralen in Frage, der mit einem Bronchoskop durchgeführt wird.

Als Bronchoskopie bezeichnet man in der Medizin die Untersuchung der Lunge und Luftwege mit einem Endoskop. Diese schlauchartige, mit einer Kamera ausgestattete Sonde wird über Mund oder Nase durch die Luftröhre bis in die Lungen eingeführt. Der Arzt hat dabei über einen Monitor das Geschehen im Blick.

Eine Möglichkeit ist der Einsatz von Ventilen aus Nitinol (Nickel-Titan-Legierung) und Silikon mit dem Bronchoskop in die überblähten Lungenbereiche. Beim Einatmen schließen sich die Ventile, damit eine weitere Luftansammlung verhindert wird. Beim Ausatmen öffnen sie sich, um die verbrauchte Luft sowie Flüssigkeit entweichen zu lassen. Zwischen zwei und fünf oder mehr Ventile mit einer Länge von 10 mm und einem Durchmesser von 4 mm können in den betroffenen Lungenlappen eingebracht werden. Die derzeit in Deutschland zugelassenen und verwendeten Ventile (Zephyr EBV und IBV Ventil-System) sind jederzeit wieder zu entfernen.

Für das Ventilverfahren mit Ventilen vom Typ Zephyr liegen bisher die meisten Erfahrungen vor.

Besteht bei einem Patienten eine sogenannte Kollateralventilation, ist die Wirksamkeit von Ventilen nicht gegeben. Die Kollateralventilation bezeichnet das natürliche Phänomen der Verbindung von Lungenstrukturen, die normalerweise anatomisch voneinander getrennt sind. Bei zerstörten Lungenbereichen können sich solche Querverbindungen zu benachbarten Bereichen ausbilden, über die eine Belüftung der an sich verschlossenen Atemwege erfolgt.

Als zweites, optionales Verfahren der bronchoskopischen Lungenvolumenreduktion kommt der Einsatz von Spiralen oder Coils in Frage. Diese Spiralen bestehen aus Nitinoldraht. Sie werden in gestrecktem Zustand (etwa 100 bis 150 mm lang) mittels Bronchoskop und Katheter in die mit Luft gefüllten Bronchien gesetzt und nehmen dann wieder ihre Spiralform an. So wird das überblähte Gewebe zusammengedrückt und nimmt weniger Raum ein, was dem gesunden Gewebe eine verbesserte Funktion ermöglicht und die benötigte Elastizität im umliegenden Lungen-gewebe wiederherstellt.

Zwischen 10 und 14 solcher Coils werden in einem zu behandelnden Bereich benötigt. Spiralen sind nur während des Einsetzens und eine begrenzte Zeit danach noch zu entfernen.

In kontrollierten Studien konnte die Verbesserung der Lungenfunktion und Belastbarkeit der teilnehmenden Patienten aufgezeigt werden. Zugelassen ist in Deutschland das Spiralen-System RePneuTM Device. Coils eignen sich auch zur Lungenvolumenreduktion bei Kollateralventilation.

Zur Vollständigkeit sollen drei weitere bronchoskopische Verfahren genannt werden, für die jedoch noch keine ausreichenden Erfahrungen und Vorteile vorliegen.

Dazu gehören die Bronchologische Wasserdampfablation zur Schrumpfung von Lungengewebe (mit Zulassung), die polymerische Lungenvolumenreduktion mit speziellem Gelschaum (CE-Kennzeichnung beantragt) und das Airway Bypass Stent-System (bisher ohne Zulassung).

Zu den bekannten Risiken und Nebenwirkungen einer Lungenvolumenreduktion durch den Einsatz von Ventilen oder Coils gehören nach aktuellem Wissensstand blutiger Husten, Lungenentzündungen, Exazerbationen und Pneumothorax.

Nach dem endoskopischen Eingriff ist ein stationärer Beobachtungsaufenthalt von wenigen Tagen erforderlich, der auch zur Vorbeugung von Komplikationen dient. In Intervallen von 1, 3, 6, 9 Monaten nach der Lungenvolumenreduktion erfolgt die Nachsorge, die sich aus einer optimierten, medikamentösen Behandlung und Krankengymnastik zusammensetzt. Gerade die Physiotherapie ist zur Wiedergewinnung einer guten Kondition für den Patienten wichtig.

Die erwünschten Ergebnisse der endoskopischen Lungenvolumenreduktion stellen sich ca. 3-6 Monate nach dem Eingriff ein, wobei eine Minderung von Atemnot, bessere Belastbarkeit und positive Veränderungen der Atmung von Patienten schon wenige Tage nach der Durchführung festgestellt werden.

Die bisher zugelassenen Verfahren der endoskopischen Lungenvolumenreduktion werden im Rahmen von klinischen Studien oder medizinischen Registern und in pneumologischen Zentren durchgeführt, da hier engmaschige Untersuchungen und intensive Betreuung der Patienten gewährleistet sind, die von qualifizierten Ärzten behandelt werden.

### *Patientenvoraussetzungen für die endoskopische Lungenvolumenreduktion*

Speziell die Verfahren der bronchoskopischen Lungenreduktion kommen für Patienten mit einer schweren COPD in den Stadien GOLD 3 und 4 in Frage, wenn ein ausgeprägtes Lungenemphysem vorliegt und die herkömmlichen Therapiemöglichkeiten ausgeschöpft sind. Im Vorfeld wird eine Reihe von Voruntersuchungen durchgeführt, um Schweregrad der COPD, Ausmaß & Verteilung des Lungenemphysems, Leistungsfähigkeit der Lunge und weitere relevante Parameter zu ermitteln. Hier müssen auch Vorteile, Risiken und Nebenwirkungen gegeneinander abgewogen werden.

Zu den wichtigen Voruntersuchungen, die meist in einem pneumologischen Zentrum vorgenommen werden, zählen: Lungenfunktionstest, Gehtest, Spiroergometrie, Lungen-CT, Lungenszintigrafie. Für die Durchführung einer bronchoskopischen Lungenvolumenreduktion sollten nur damit bereits erfahrene Ärzte betraut werden.

Nicht geeignet für die neuen Verfahren der Lungenvolumenreduktion sind Patienten, die aktiv rauchen, einen FEV1-Wert von mehr als 50 % aufweisen oder die an häufigen Infektionen mit starkem Auswurf leiden.

## Exazerbationen - Vorbeugende Maßnahmen

Als Exazerbationen (AECOPD) werden deutliche (plötzliche) Verschlechterungen einer COPD bezeichnet. Die typischen Krankheitssymptome verschlimmern sich binnen kurzer Zeit. Da Exazerbationen durch Infekte und Erkältungen begünstigt werden, überlagern sich die Symptome gern gegenseitig, weshalb die Verschlechterung nicht immer sofort erkannt wird. In einer Studie konnte aufgezeigt werden, dass Exazerbationen schon in Frühstadien der Erkrankung auftreten. Jeder 5. Patient im GOLD-Stadium 2 hatte laut Studie bereits häufige Exazerbationen hinter sich.

Bei einer Exazerbation nehmen Atembeschwerden sowie Atemnot, Husten und Auswurf zu, die Leistungsfähigkeit sinkt merklich ab, der Patient ist schwach und fühlt sich krank. Die Symptome sind stärker als sonst, gehen über die täglichen Schwankungen hinaus und können über mehrere Tage in ihrer neuen Intensität anhalten oder sich noch steigern. Ein Arztbesuch ist dringend angeraten, da gravierende Exazerbationen als Atemwegsnotfall unverzüglich behandelt werden müssen.

Je nach Schwere reicht eine ambulante Kontrolle, Behandlung und Anpassung der Medikation aus, es kann aber auch eine stationäre

Therapie nötig sein. Eine gravierende Exazerbation wird auch als „Lungeninfarkt der COPD“ bezeichnet, der lebensbedrohlich sein kann und die Lungenfunktion verschlechtert. Mit den richtigen Maßnahmen lässt sich jedoch vorbeugen.

### *Ursachen für Exazerbationen und Ausprägungen*

In der kalten und nassen Jahreszeit, wenn Erkältungskrankheiten und Infektionen Hochkonjunktur haben, steigt das Risiko für drastische Verschlechterungen einer COPD stark an. Infektionen der Atemwege, die durch Viren und Bakterien verursacht werden, stellen die Hauptursache für Exazerbationen dar.

Weiterhin können Schadstoffe aus der Luft wie Qualm, Abgase, Zigarettenrauch, Umweltgifte eine Exazerbation bei COPD-Patienten auslösen. Andere Begleiterkrankungen oder Medikamente, welche die Atmung behindern (u. a. Schlafmittel), können für eine COPD-Verschlimmerung mitunter ebenfalls verantwortlich sein. Nicht immer ist eine klare Ursache auszumachen, es kommt auf den Einzelfall an.

Bei einer akuten Exazerbation tritt die Verschlimmerung der Symptome plötzlich auf und hält länger als 24 Stunden an. Unterschieden wird in leichte, mittelschwere und schwere Exazerbationen. Bei einer schweren Exazerbation sind alle drei Leitsymptome einer COPD - Atemnot, Auswurf, Husten - gleichzeitig und heftig vorhanden, der Allgemeinzustand des Patienten ist auffällig schlecht.

Während leichte und mittelschwere Exazerbationen meist in der Facharztpraxis (Pneumologie) behandelt werden können, erfordern schwere Vorfälle die Klinikeinweisung. Auch die Behandlungsstrategien variieren je nach Schweregrad.

### *Exazerbationen anhand von Warnsignalen erkennen*

Es gibt erste Anzeichen für Exazerbationen, die nicht als Erkältungssymptome fehlgedeutet werden dürfen. Dazu gehören verstärkte Atemnot selbst in Ruhe, mehr Husten, stärkerer Auswurf von zäher Konsistenz und mit veränderter Farbe, das Gefühl der Enge im Brustraum, teilweise Fieber, Abgeschlagenheit, wenig Belastbarkeit.

Diese Anzeichen machen sich über mehrere Tage hinweg bemerkbar, sie können nacheinander oder alle zusammen auftreten und sich im weiteren Verlauf noch intensivieren. Eine Exazerbation kann sich auch durch einen erhöhten Bedarf an bronchienerweiternden Medikamenten ankündigen. Zudem vermindern sich oft die Lungenfunktionswerte, eine Überprüfung mit einem Peak-Flow-Meter (Gerät für die einfache Lungenfunktionsprüfung) ist ratsam.

### *Sofortmaßnahmen und ärztliche Behandlung bei einer Exazerbation*

Auf eine starke, plötzliche Exazerbation sind Patienten im Idealfall vorbereitet, daher sollten sie sich schon vorab mit ihrem behandelnden Arzt besprechen und einen Notfallplan sowie eine Medikamentenbox für den Notfall aushändigen lassen. Wichtige Notfallnummern sind gut sichtbar zu platzieren oder im Telefon/Handy abzuspeichern. Auch die Angehörigen sollten involviert sein.

Ganz wichtig ist es, bei einer plötzlichen Verschlechterung mit Atemnot Ruhe zu bewahren. Wenn noch vom Patienten durchführbar oder von den Angehörigen zu erledigen, ist die Ermittlung des Peak-Flow-Wertes der nächste Schritt. Danach sollte das Bedarfsmedikament inhaliert werden. Der Patient sollte dann eine atemerleichternde Köperhaltung, z. B. den Kutschersitz, einnehmen und die Übung der Lippenbremse durchführen. Es hilft auch, ein Fenster zu öffnen, um frischen Sauerstoff hereinzulassen.

Nach etwa fünf bis zehn Minuten wird der Peak-Flow-Wert erneut gemessen. Bei gleichen oder schlechteren Werten erfolgt eine weitere Inhalation, auch die Notfallmedikamente (meist Cortisontabletten) sollten jetzt eingenommen werden. Nun wird der Peak-Flow-Wert nochmal gemessen. Zeigt sich eine weitere Verschlechterung, ist der Notarzt zu rufen.

Auch wenn es nicht zum Äußersten kommt, ist der Besuch beim Arzt sofort angeraten, um die Therapie jetzt anzupassen und Schlimmeres zu verhindern. Dabei kann auch eine Änderung der Medikation erforderlich sein.

Je nach Schwere der Exazerbation zeigen sich unterschiedliche Behandlungsmöglichkeiten. Bei leichten Exazerbationen wird ein kurzwirksames, bronchienerweiterndes Medikament gegeben. Auch können langwirksame Medikamente zur Bronchienerweiterung fortan eingesetzt werden.

Mittelschwere Exazerbationen in Verbindung mit einem bakteriellen Infekt erfordern oft die Gabe von Antibiotika, darüber hinaus wird bei diesem Grad auch Cortison in Spray- oder Tablettenform über einen Zeitraum von 5 bis 14 Tagen verordnet. Die kontrollierte Sauerstoffzufuhr kann eine Option sein. Schwere Exazerbationen werden in der Klinik, u. a. mit nichtinvasiver Beatmung behandelt.

### *Vorbeugende Maßnahmen, damit Exazerbationen erst gar nicht auftreten*

Vorbeugen ist besser als heilen, sagt schon ein bekanntes Sprichwort. Es gibt zwar keine Garantie, dass Exazerbationen ausbleiben, aber das Risiko kann durchaus deutlich gesenkt werden. Voraussetzung ist, dass der Patient an der Prävention aktiv mitwirkt und das auf vielen Ebenen. Prävention fängt schon damit an, dass der COPD-Patient seine Krankheit annimmt oder es zumindest versucht.

Durch Patientenschulungen lernt er die richtige Anwendung von Inhalatoren, erweitert sein Wissen und wird dadurch sicherer im Umgang mit seiner Krankheit, ist auf den Notfall vorbereitet. Er kann langfristig auch eine Selbstmedikation unter ärztlicher Kontrolle vornehmen, da Medikamente je nach Krankheitsverlauf reduziert oder gesteigert werden müssen.

Vorrangig gilt es, besonders im Herbst und Winter, ein gutes Schutzschild gegen bakterielle und virale Infekte aufzubauen. Hier steht die Minimierung des Ansteckungsrisikos im Vordergrund. *Grippeimpfung sowie Pneumokokkenimpfung sollten bei COPD-Patienten regelmäßig aufgefrischt werden. Die Zahl der sozialen Kontakte sollte in der Erkältungszeit reduziert werden, besonders mit Personen, die eine akute Atemwegsinfektion haben. Auch Menschenansammlungen sind nach Möglichkeit zu meiden.*

Eine Anpassung der Medikamente in der Erkältungszeit kann sinnvoll sein und ist mit dem Arzt abzuklären. Ebenfalls sollten die Peak-Flow-Werte jetzt in kürzeren Abständen kontrolliert werden.

Hygienemaßnahmen, insbesondere die gründliche und vermehrte Händereinigung sowie die Anwendung von Desinfektionsmitteln auf Flächen, Türklinken und Gebrauchsgegenständen, verringern die Ansteckungsgefahr.

Selbst wenn es draußen kalt ist, sollten Schadstoffe und verbrauchte Luft aus den Räumen „entsorgt" werden. Das gelingt mit einer zehnminütigen Durchlüftung, die dreimal am Tag wiederholt wird.

Für das Wohlbefinden und gegen mögliche Erkältungen hilft auch eine Luftfeuchtigkeit von 50 % im Raum, damit das Atmen leichter gelingt. Zu große Temperaturunterschiede sollten vermieden werden.

Wer aus der Kälte kommt, tut gut daran, nicht gleich einen stark geheizten Raum aufzusuchen, sondern sich zunächst in einem kühleren Bereich von Wohnung oder Haus zu akklimatisieren. Im Freien empfiehlt sich in der kalten Jahreszeit das Atmen durch die Nase.

*Ideal ist es, wenn Patienten ihr Immunsystem kontinuierlich stärken, damit es bestens gegen Viren, Bakterien und Infektionen gerüstet ist. Gesunde, vitalstoffreiche und ausgewogene Ernährung ist ein wichtiger Baustein.*

Alkohol, Nikotin, Drogen sind zu vermeiden, denn sie schwächen das Immunsystem. Regelmäßige Bewegung an der frischen Luft, Lungensport, Ausdauer- und Krafttraining je nach Konstitution des Patienten, genügend Schlaf und möglichst wenig Stress sind weitere Stärkungsfaktoren für den Körper und somit die Immunabwehr. Diese Maßnahmen sollten dauerhaft beibehalten werden, denn nur die Regelmäßigkeit erreicht eine effektive Wirkung.

Einen bedeutenden Einfluss auf das Immunsystem wie auch zur Vorbeugung von Exazerbationen hat das Normalgewicht.

Da COPD-Betroffene meist entweder unter Über- oder Untergewicht leiden, steht hier eine Regulierung im Vordergrund, die sich langfristig positiv auswirkt und zahlreiche Begleiterkrankungen und Beschwerden deutlich reduziert.

Psychohygiene ist ein Stichwort, das im Zusammenhang mit der Erkrankung nicht außenvorgelassen werden darf. Eine angegriffene Psyche mit Depressionen oder Ängsten (gerade aufgrund der Erkrankung) wirkt sich lähmend und entzündungsfördernd auf das Immunsystem aus und erschwert eine COPD zusätzlich. Hier kann gezielt mit Entspannungsübungen, Affirmationen (positiven Gedanken und Überzeugungen) und Resilienztraining gegengesteuert werden.

Tabakentwöhnung und Rauchstopp sollten bei COPD selbstverständlich sein, doch so einfach ist es in der Praxis leider nicht. Die Raucherentwöhnung gehört zu den wichtigsten Zielen in der Vorbeugung. Dazu werden Online- und Offline-Kurse sowie verschiedene Hilfsmittel angeboten, die COPD-Patienten in Anspruch nehmen sollten. Auch das Meiden von verrauchten Plätzen oder Passivrauchen verhindert weitere Lungenschädigungen. Dort, wo die Luft stickig, verschmutzt oder mit Schad- und Giftstoffen verunreinigt ist, sollten sich COPD-Betroffene nicht aufhalten.

Medikamenten- und Therapietreue sind Signalworte, die sich COPD-Patienten verinnerlichen müssen. Denn essentiellen Schutz vor einer akuten Krankheitsverschlechterung bieten die verordneten Medikamente, wenn sie regelmäßig und richtig eingenommen bzw. angewendet werden. Liegt eine Exazerbation vor, verschreibt der Arzt meist zusätzlich entzündungshemmende, schleimlösende und ggf. weitere, bronchienerweiternde Medikamente.

Ein Antibiotikum kann bei Fieber, hohen Entzündungswerten und starker Atemnot angeraten sein. Es kommen auch langwirksame Anticholinergika (LAMA) wie Tiotropiumbromid zum Einsatz, die Exazerbationen reduzieren.

Mittelschweren und schweren Exazerbationen kann durch langwirksame Beta-2-Sympathomimetika (LABA) vorgebeugt werden. In Kombination mit Corticosteroid zum Inhalieren (ICS) schützen Beta-2-Sympathomimetika ebenso vor den akuten Verschlechterungen einer COPD. Patienten, die bereits Exazerbationen hinter sich haben, sollten durch spezielle Schulungen und Selbstmanagement für ihre Krankheit und die Vorfälle sensibilisiert werden.

Vorbeugend wirkt auch bei bestehender Exazerbation die Behandlung zuhause anstatt im Krankenhaus. Eine pneumologische Rehabilitation nach einer Exazerbation reduziert die Wahrscheinlichkeit für weitere Verschlechterungen innerhalb der nächsten 12 Monate deutlich.

Patienten sollten ein Tagebuch führen, in dem sie Veränderungen und Verschlechterungen der Symptome, Art des Auswurfs und das Allgemeinbefinden festhalten. So kann der Facharzt, in diesem Fall der Pneumologe, anhand der Aufzeichnungen herausfinden, ob eine behandlungsbedürftige Exazerbation vorliegt und schnell reagieren.

## Salztherapie (Halotherapie) bei COPD

Schon seit der Antike ist Salz als Heilmittel bekannt und kommt zur Vorbeugung und Behandlung verschiedener Krankheiten zum Einsatz. Die Therapien unterscheiden sich hauptsächlich darin, ob sie mit feuchtem, nassem oder trockenem Salz durchgeführt werden. Im Hinblick auf die Behandlung von COPD ist besonders die trockene Salztherapie, die Halotherapie (Halo = griech. Salz), zu betrachten.

*Seit jeher nutzen Lungenkranke unterirdische Salzbergwerke, um ihre Atemprobleme zu lindern. Auch bei der Behandlung der COPD kann dies eine wirksame Option zur Linderung von Symptomen sein.*

Die Halotherapie wird in Salzgrotten oder Salzhöhlen durchgeführt. Alternativ können spezielle Therapiegeräte für den Heimgebrauch oder Salzkristall-Inhalatoren zum Einsatz kommen, mit deren Hilfe die Luft mit trockenem Salz angereichert wird.

Befürworter dieser Salztherapie verweisen darauf, dass Salz die Ausscheidung von Giftstoffen beschleunigt und die Atemwege reinigt. Zudem soll es antibakteriell und entzündungshemmend wirken. Übermäßiger und zäher Schleim, wie er bei COPD auftritt, wird durch die Inhalation salzhaltiger Luft aufgelockert und kann einfacher abgehustet werden.

Durch dieses einfachere Abfließen werden die Beschwerden gelindert. Zudem können Krankheitserreger besser beseitigt werden. Möglich wird dies, indem Salz Flüssigkeit bindet, sodass sich während der Inhalation mehr Flüssigkeit von den Schleimhäuten absondert. Zäher Schleim ist für COPD-Patienten ein Problem, weil er einen Hustenreiz auslöst.

Der eigentliche Ursprung der Halotherapie liegt in Polen, wo der polnische Arzt Felix Boczkowski 1843 feststellte, dass die Arbeiter in den Salzbergwerken im Gegensatz zu den Arbeitern in Metall- und Kohlebergwerken kaum von Atemwegserkrankungen betroffen waren. Dokumentiert wurde diese Beobachtung im polnischen Salzbergwerk Wielicka, was unmittelbar die Errichtung von Kuranlagen am Ort zur Folge hatte. Auch in Rumänien, der Slowakei und der Ukraine entstanden später in den dort ebenfalls zahlreich vorhandenen Salzbergwerken, Salzstollen und Karsthöhlen entsprechende Salztherapieeinrichtungen.

In Deutschland ist das Vorkommen von natürlichen Salzhöhlen sehr gering. In den 1950-er Jahren beschäftigte sich der Arzt Karl-Hermann Spannagel erstmals mit der Halotherapie, als er die Wirkung der Kluterhöhle in Ennepetal (NRW) beobachten konnte. Inzwischen ist die Halotherapie in Deutschland weit verbreitet, in den vergangenen Jahren sind bundesweit über 300 Grotten künstlich erschaffen worden.

### *Inhalation in Salzgrotten*

In eigens für den Zweck der Halotherapie erbauten Grotten sind die Räumlichkeiten aus Salzblöcken gefertigt, oder Salz wurde nach der sogenannten „Saltero-Methode“ auf die Wände, Decken und Böden aufgebracht. Hierzu verwendetes Salz stammt hauptsächlich aus dem Toden Meer. Auch regionales Steinsalz oder Himalayasalz kommen zum Einsatz.

In diesen künstlich geschaffenen Salzgrotten wird das Mikroklima einer natürlichen Salzhöhle bzw. das salzhaltige Mikromeeresklima nachgeahmt. Meistens sind sie mit Salzlampen für warmes Licht und farbigen Lichteffekten ausgestattet, mit denen die Wellness-Atmosphäre unterstützt wird, wozu auch sanfte Musik beiträgt, die im Hintergrund spielt.

Um eine therapeutisch wirksame Konzentration von Salz in der Luft und damit einen effektiven Wirkmechanismus zu erreichen, sind kleine Gradierwerke, Salzgeneratoren, Solevernebler und Wasserläufe eingebaut. Sie sorgen dafür, dass sich ein mikrofeiner trockener Salznebel in den Räumlichkeiten verteilt. Die Raumtemperatur beträgt 20 °C, die Luftfeuchtigkeit liegt zwischen 40 und 50 %.

Hierdurch können ähnliche Salzkonzentrationen wie in natürlichen Salzbergwerken erreicht werden, in denen 0,24 - 0,25 mg NaCl/m$^3$ Luft erreicht werden.

Ob eine Halotherapie in Frage kommt, sollte grundsätzlich mit dem behandelnden Lungenfacharzt abgeklärt werden. Je schwerwiegender die Erkrankung ausgeprägt ist, umso vorsichtiger ist mit der Halotherapie als Behandlungsoption umzugehen, *denn Salz kann bei einigen Personen als Reiz wirken.*

## Möglichkeiten der Naturheilkunde

Viele Patienten mit COPD wünschen sich Alternativen zu schulmedizinischen Behandlungsmethoden, sei es als Ergänzung oder Ersatz, denn die häufige Einnahme von Medikamentencocktails, verbunden mit diversen Nebenwirkungen, verunsichert und belastet. Besonders die oftmals zum Einsatz kommenden Cortison- und Antibiotikapräparate werden von immer mehr Patienten mit Skepsis gesehen. Kurzfristig verschaffen diese zwar Linderung, aber sie schwächen das Immunsystem, sodass Betroffene sich ruckzuck erneut eine Infektion einfangen.

Wer sich erstmals mit alternativen Behandlungsmöglichkeiten beschäftigt, sieht sich mit einem riesigen und unüberschaubaren Angebotsspektrum konfrontiert. Verständlich, dass man sich dann schnell überfordert fühlt und nicht weiß, welches Angebot das richtige ist. Was hilft tatsächlich? Gibt es eventuell wissenschaftliche Studien? Was sagen die Erfahrungen anderer Betroffener? Und was ist möglicherweise sogar schädlich? Nicht weniger wichtig ist auch die Frage, inwieweit sich die Methode mit der schulmedizinischen Behandlung vereinbaren lässt.

In der Regel kommen bei der COPD-Behandlung natürliche Heilmittel als flankierende Maßnahme zur schulmedizinischen Therapie zum Einsatz, um die Atemwege zu stärken, Symptome zu lindern und die Selbstheilungskräfte zu aktivieren. Hierzu gehören die Phytotherapie, Homöopathie, Akupunktur und Ayurveda.

*Als sehr interessant gilt auch die Orthomolekulare Medizin, bei der es um die Zufuhr wichtiger Nährstoffe geht.* Hier stehen insbesondere Q10, Magnesium, Omega-3-Fettsäuren, Eisen, Selen und die Vitamine C, D und E im Fokus. Durch den Einsatz von naturheilkundlichen Maßnahmen ist es häufig möglich, die Symptome, aber auch Nebenwirkungen der klassischen Medikamente und/oder deren Dosierung zu verringern.

Im Vergleich zur Schulmedizin ist die Naturheilkunde zwar die deutlich sanftere Herangehensweise, dennoch darf nicht unbedacht bleiben, dass auch hierbei durchaus unerwünschte Nebenwirkungen und auch Wechselwirkungen mit anderen Präparaten auftreten können. Und es ist auch kein Geheimnis, dass es einige Therapieangebote gibt, deren Nutzen angezweifelt werden darf.

Wer sich erstmalig mit naturheilkundlichen Maßnahmen beschäftigt, wird sich zunächst ziemlich schwertun, sich einen seriösen Überblick zu verschaffen, um „gut" von „schlecht" unterscheiden zu können. Denn leider kursieren in den Medien und sonstigen Veröffentlichungen immer wieder vollmundige Versprechen über Präparate und Behandlungsmethoden, die nicht mal ansatzweise das halten, was sie vorgeben zu können.

Bevor man mit naturheilkundlichen Anwendungen beginnt, sollte man sich darüber bewusst sein, dass diese in aller Regel sehr langsame Veränderungen bewirken. Während wir in der Schulmedizin gewohnt sind, dass Schnellreaktionen eintreten, indem etwa eine Schmerztablette eingeworfen wird und innerhalb einer halben Stunde die Schmerzen verschwinden, dauert der Effekt bei naturheilkundlichen Anwendungen länger.

Dieser Effekt zeigt den wesentlichen Unterschied zwischen der Wirksamkeit beider medizinischer Ausrichtungen. Während wir bei der Schulmedizin eher von einer symptomorientierten Behandlung sprechen, agiert die Naturheilkunde ursächlicher. Zudem fordert die Naturheilkunde häufig auch ein aktives Mitwirken des Patienten wie etwa die Umstellung bestimmter Ernährungsgewohnheiten, die Reduzierung von Stress und mehr Bewegung.

Wenn man zur Behandlung der COPD naturheilkundliche Methoden in Erwägung zieht, sollte man dies unbedingt mit dem behandelnden Arzt besprechen, damit er entsprechend beraten und Nutzen und Risiken abwägen kann. Dies setzt allerdings voraus, dass dieser sich dieser Thematik gegenüber offen zeigt, besser wäre natürlich, er würde sich gut mit den naturheilkundlichen Möglichkeiten auskennen.

Um sich ein klareres Bild zu machen, bieten einschlägige Literatur sowie Erfahrungen von Mitpatienten wichtige Orientierungshilfen. Auch die in diesem Kapitel zusammengestellten Informationen geben einen Überblick über die naturheilkundlichen Möglichkeiten bei der COPD, auch wenn hier nicht das gesamte Spektrum aller in Betracht kommenden Therapieoptionen abgedeckt wird.

## *Orthomolekulare Medizin*

*Vitamin D*

Vitamin D zählt zu den wichtigsten Nährstoffen, die COPD-Patienten empfohlen werden, und zwar im Hinblick auf ein erhöhtes Osteoporose-Risiko und die Möglichkeit, die Lungenfunktion zu verbessern. *Auch die Lebenserwartung kann signifikant gesteigert werden, wie eine in 2018 in Dänemark durchgeführte Studie mit 35.000 Teilnehmern an den Tag brachte und eine längere Lebenszeit von bis zu 10 Jahren vermuten lässt, wenn eine ausreichende Versorgung mit Vitamin D vorliegt.*

Aus Studien ist zudem bekannt, dass ein Vitamin D-Mangel das Risiko erhöht, an COPD zu erkranken. Weil das Immunsystem durch Vitamin D nachhaltig gestärkt und das Eindringen von Erregern erschwert wird, beugt Vitamin D Infekten vor. Kommt es dennoch zu einer Infektion, gelingt es dem Körper besser, Bakterien zu beseitigen oder zu verringern.

*Zudem fand man heraus, dass sich die Lungenfunktion bei einem guten Vitamin D-Status verbesserte. Ein Vitamin D-Mangel hingegen kann die Entzündung der Atemwege verstärken. Gerade Personen mit einer stark ausgeprägten COPD weisen häufig einen zu niedrigen Vitamin D-Spiegel auf. Ihren Vitamin D- Spiegel kann Ihr Arzt anhand einer Blutprobe festellen lassen.*

*Q10 und Kreatin*

*Q10, auch als Co-Enzym Q10 bekannt, kann in Kombination mit Kreatin COPD-Symptome lindern, wie eine Studie aus dem Jahr 2013 zeigte.* Demnach hatten Personen nach 2 Monaten weniger Kurzatmigkeit, weniger Krankheitsschübe und eine verbesserte Bewegungstoleranz.

*N-Acetylcystein (NAC)*

N-Acetylcystein (NAC) leitet sich von der Aminosäure Cystein ab und ist eine schleimlösende Substanz, die zur Behandlung von Atemwegserkrankungen eingesetzt wird, die mit zäher Sekretbildung einhergeht. Bei COPD wirkt sich NAC günstig auf den Husten aus, indem der Schleim verdünnt und somit das Aushusten erleichtert wird. Bei trockenem Husten zeigt NAC keinerlei Nutzen.

Indem NAC auch antioxidativ wirkt, werden die Zellen vor Schäden geschützt, die durch freie Radikale entstehen können. Da NAC eine Vorstufe von Glutathion ist, wirkt es nicht nur direkt, sondern auch indirekt antioxidativ.

Infektionen sind bei einer COPD verständlicherweise gefürchtet. Bei Bakterien sind Antibiotika dann das Mittel der Wahl, doch führen diese nicht immer zum erwünschten Erfolg. Besonders wenn es sich um Bakterien handelt, die einen schutzbildenden Biofilm produzieren und den Zugriff durch Antibiotika erschweren. Hier setzt NAC an, denn es kann einen derartigen Schutzfilm zerstören und den Zugang für die Antibiotika erleichtern.

Der Geruch von NAC ist etwas gewöhnungsbedürftig, denn der darin enthaltene Schwefel erinnert unangenehm an faule Eier.

### *Phytotherapie*

Die Verwendung von pflanzlichen Produkten zu medizinischen Zwecken wird als Phytotherapie bezeichnet und zählt zu den ältesten Heilmethoden der Menschheit. Verschiedene Formen der Volksmedizin basieren auf den Erfahrungen dieser Kräuterheilkunde wie u. a. die Traditionelle Chinesische Medizin (TCM), die ayurvedische Medizin und die Klosterheilkunde.

Hinter der Bezeichnung „sekundäre Pflanzenstoffe“ verbergen sich mehr als 30.000 unterschiedliche pflanzliche Substanzen. Diese werden hauptsächlich von den Pflanzen selbst gebildet und nehmen ein breites Spektrum von Funktionen wahr. So dienen sie als Schutz- und Abwehrstoffe, als Pflanzenhormone oder Farb-, Lock- und Duftstoffe.

Vielfach ist die Tatsache nicht bekannt, dass auch viele Präparate der klassischen Pharmaindustrie auf Pflanzen basieren. Dabei verwenden die Hersteller ganze Bestandteile oder Auszüge für die Produktion der Medikamente.
Oftmals dienen die pflanzlichen Bestandteile auch als Grundlage, um gleichwertige Wirkstoffe auf synthetischem Wege herzustellen. Der Vorteil dieser Methode wird damit erklärt, dass sich durch die synthetische Herstellung genaue Dosierungen festlegen lassen.

Bei natürlich vorkommenden Wirkstoffen kommt es hingegen immer zu Schwankungen. Nachvollziehbar sind aber auch Erklärungen, die davon ausgehen, dass durch die synthetische Herstellung in Verbindung mit patentierbaren Präparaten die Wirtschaftlichkeit eine wichtige Rolle für die Hersteller spielen könnte.

Häufig wird angenommen, dass pflanzliche Mittel ohne jegliche Nebenwirkungen angewendet werden können und sich in jedem Fall zur zeitlich unbefristeten Selbstmedikation eignen. Doch dies ist ein Irrtum, denn auch Phytotherapeutika können zu unerwünschten Nebenwirkungen führen, wenngleich in der Regel in deutlich abgeschwächter Form im Vergleich zu synthetischen Medikamenten. Dies gilt beispielsweise dann, wenn diese zu leichtfertig verwendet werden oder Wechselwirkungen mit anderen Medikamenten auftreten. Daher ist eine Rücksprache mit dem behandelnden Arzt auch bei der Einnahme von frei verkäuflichen pflanzlichen Präparaten immer anzuraten.

Die Eigenschaften der Phytotherapeutika sind äußerst vielseitig, sodass man auch bei der COPD nicht ein Präparat für alle Patienten gleichermaßen empfehlen kann. Für die Auswahl der Präparate muss die Gesamtsituation der Patientin berücksichtigt werden. Dabei sollte man hinterfragen, welches Ziel mit der Therapie erreicht werden soll. Ist es beispielsweise wichtig, Husten zu lindern oder die Abwehrkräfte zu stärken?

Viele Heilpflanzen können als Tee verabreicht werden, was immer kurweise geschehen sollte. Da manche dieser Pflanzen als Tee sehr streng schmecken, ist es oftmals hilfreich, verschiedene Pflanzen miteinander zu vermengen.

Grundsätzlich können pflanzliche Präparate zwar in Eigenregie angewendet werden, zumal sie nicht verschreibungspflichtig sind, dennoch sollte im Vorfeld Rücksprache mit dem behandelnden Arzt oder einem Experten für Phytotherapie erfolgen.

*Süßholzwurzel*

Die Süßholzwurzel, auch als Glycyrrhiza glabra bezeichnet und bekannt als Bestandteil von Lakritz, reduziert Infekte im Hals und wirkt sich günstig auf die Schleimhäute aus. Bei trockenem Husten kann der Schleim gelöst werden, was durch die im Süßholz enthaltenen Saponine möglich ist. Das Abhusten wird dadurch gefördert, es wirkt entzündungshemmend und lindert den Hustenreiz.
Für therapeutische Zwecke werden getrocknete Süßholzwurzeln verwendet und als Tee zubereitet. Dafür werden 2 EL Süßholz in 500 ml Wasser aufgekocht. Dann abgießen und in einer Thermoskanne aufbewahren, über den Tag verteilt trinken.

*Eibischwurzeltee*

Eibischwurzel ist eine schleimbildende Heilpflanze und wirkt reizlindernd und beruhigend auf die Atemwege. Auch durch die schleimhautschützenden Eigenschaften wirkt sich die Eibischwurzel günstig bei COPD aus.

Die Wirkung wird durch Hitze vermindert, daher wird Eibischtee bei der Zubereitung nicht erhitzt. 1 TL zerkleinerte Eibischwurzel wird mit einer Tasse kaltem Wasser übergossen, dann bis zu 2 Stunden stehengelassen, zwischendurch umrühren. Nachdem der Ansatz abgegossen ist, trinkt man den Tee schluckweise.

*Efeu*

Efeu ist seit jeher eine häufig verwendete Heilpflanze bei Atemwegserkrankungen, Schmerzen und Geschwüren. Heute wird Efeublätter-Trockenextrakt hauptsächlich zur Linderung von Husten eingesetzt. Hierdurch wird die Bildung von dünnflüssigem Schleim stimuliert und die

Zähflüssigkeit des Schleims nimmt ab, der Hustenreiz lässt nach, das Abhusten fällt leichter, und die Bronchien werden weniger gereizt.

Hauptsächlich werden die Blätter zubereitet, die Blüten kommen nur in kleinen Mengen, die schwarzen Beeren aufgrund ihrer Giftigkeit gar nicht zum Einsatz. Zur innerlichen Einnahme gibt es apothekenpflichtige Präparate und Teesorten. In vielen Bronchialtees ist Efeu enthalten.

*Schwarzkümmelöl*

Die kleinen schwarzen Samenkapseln des Schwarzkümmels werden seit mehr als 2.000 Jahren in der arabischen Welt, sowie in Indien und Äthiopien in der Volksmedizin verwendet.

Öl, welches aus dem Schwarzkümmel hergestellt wird, enthält mehr als 100 wertvolle Inhaltsstoffe. Neben mehrfach ungesättigten Fettsäuren und den Vitaminen A, B, D und E sind auch Magnesium, Zink und Selen enthalten, sowie Aminosäuren wie unter anderem Arginin, Lysin, Methionin und Cystein.

Bei diesem Nährstoffgehalt verwundert es nicht, dass Schwarzkümmel ein effektives Mittel zur Stärkung des Immunsystems ist und auch als Immunbooster bezeichnet wird. Es wird vermutet, dass es die Kombination diverser Inhaltsstoffe ist, die die hohe Effizienz auf das Immunsystem ausmacht.

Darüber hinaus wirkt Schwarzkümmelöl entzündungshemmend, antibakteriell und schleimlösend und weitet die Bronchien.

*Ginseng*

Ginseng verfügt über entzündungshemmende Eigenschaften und kann zu einer Linderung von COPD-Symptomen beitragen, einschließlich einer Verbesserung der Atmung, Lungenfunktion und Bewegung.

Da Ginseng die Wirksamkeit einiger Medikamente beeinträchtigt, sollte die Einnahme nur nach Rücksprache mit dem behandelnden Arzt erfolgen.

*Thymian*

Thymian wurde bereits in der Antike bei Erkrankungen der Lunge eingesetzt. Auch heute noch ist Thymian eine beliebte Heilpflanze bei Halsschmerzen, Bronchitis, Reizhusten, Keuchhusten und Lungenentzündungen.

Die im Thymian enthaltenen ätherischen Öle wirken antiseptisch, entzündungshemmend und krampflösend. Der Schleim wird gelöst, sodass er einfacher abgehustet werden kann.

Thymian kann als Gewürz zum Einsatz kommen, bei der Behandlung von Atemwegserkrankungen empfiehlt sich jedoch Thymiantee oder Thymiantinktur. Bei der Teezubereitung werden 2 TL Thymiankraut mit 200 ml kochendem Wasser aufgegossen, dann nach 10 Minuten abgegossen.

## *Aromatherapie*

Die Aromatherapie basiert auf Heilpflanzen und ist ein eigenständiger Bereich der Phytotherapie. Ätherische Öle sind Pflanzenextrakte, die einen sehr intensiven Geruch haben und leicht verdampfen. Dass ätherische Öle das Wohlbefinden verbessern und die Gesundheit unterstützen können, ist keine neue Erkenntnis unserer Zeit, schon die Ägypter haben diese für gesundheitliche Zwecke eingesetzt.

Die heute als Aromatherapie bekannte Behandlungsmethode wurde in den 1920-er Jahren von dem französischen Chemiker Dr. Rene Gattefosse entdeckt. Dabei war es ein Zufall, dass er sich mit ätherischen Ölen beschäftige. Durch einen Laborunfall verbrannte er sich mehrere Hautpartien, die er anschließend intuitiv mehrfach mit Lavendelöl einrieb. Die Heilung vollzog sich so überraschend schnell, dass er sich fortan mit den Wirkstoffen von ätherischen Ölen auseinandersetzte. Dabei widmete er sich besonders der Bergamotte-Essenz mit ihren antiseptischen Eigenschaften.

Heute verwenden die professionellen Aromatherapieexperten ungefähr 80 verschiedene ätherische Öle. Zu den bekanntesten gehören Eukalyptus, Rosmarin, Lavendel, Zitrone, Thymian, Pfefferminz und Teebaumöl.

Es gibt Aromaöle natürlichen Ursprungs, aber nicht zuletzt aufgrund der stetig größer werdenden Nachfrage werden immer mehr synthetisch oder halbsynthetisch hergestellt.

In Deutschland dürfen Aromatherapien nur von Personen durchgeführt werden, welche die Erlaubnis zur Ausübung eines Heilberufes besitzen wie Ärzte und Heilpraktiker. Wenn die ätherischen Öle in Arzneimitteln enthalten sind, unterliegen sie dem Arzneimittelrecht, ansonsten sind sie frei verkäuflich und rein rechtlich für jedermann anwendbar. Eine Medikation gehört dennoch in die Hände von erfahrenen Therapeuten.

Meistens dient die Aromatherapie der Unterstützung anderer Therapieverfahren und wird nur in Einzelfällen als eigenständige Behandlung eingesetzt.

Bestimmte ätherische Öle können dabei helfen, die Atemwege zu öffnen und dadurch den Schleim aus der Lunge zu beseitigen. Je nach Verträglichkeit kann das Öl in verdünnter Form auf die Haut aufgetragen oder in einem Diffusor verwendet werden. Bei einigen Anbietern kann man spezielle COPD-Öle kaufen, die eine auf COPD abgestimmte Mischung enthalten wie beispielsweise Eukalyptus und Pfefferminze.

Viele COPD-Patienten leiden unter Depressionen. Eine regelmäßige Verwendung von ätherischen Ölen im Wohnzimmer oder Schlafzimmer kann sich positiv auf die Stimmung auswirken.
Ätherische Öle sind zwar ein natürliches Hausmittel, das bedeutet allerdings nicht, dass sie automatisch für jeden Anwender funktionieren. Bei Allergikern kann es zu unerwünschten Reaktionen kommen, einige Öle beeinflussen die Wirksamkeit von Medikamenten, und Öle wie Nelke und Zimt können die Symptome gar verschlimmern, weil sie die Schleimhäute reizen.

*Hier ist eine Abstimmung mit dem Therapeuten ganz wichtig.* Außerdem sollte jeder darauf achten, direkten Augenkontakt mit den ätherischen Ölen zu vermeiden. Besonders Pfefferminz- und Eukalyptusöle können die Schleimhäute und somit auch die Augen sehr reizen. Die Anwendungsdauer sollte 60 Minuten nicht überschreiten. Wichtig ist auch eine gute Belüftung des Raums! Achten Sie darauf, dass keine Personen in der Nähe sind, für die das Einatmen des Duftöls ungünstig sein könnte wie Schwangere und Kinder. *Auch für Haustiere sind Duftöle eher ungeeignet, manche sind für Tiere sogar giftig.*

*Eukalyptusöl*

In Eukalyptusöl ist eine natürliche Verbindung namens Eukalyptol enthalten, die über günstige Eigenschaften bei der COPD-Behandlung verfügt. Neben der antioxidativen, fungiziden und entzündungshemmenden Wirkung kann Eukalyptol auch die Atemwege der Lunge öffnen und die Schleimproduktion reduzieren. Zudem kann der Schleim leichter aus der Lunge entfernt und Krämpfe gelöst werden.

Für die Anwendung werden 10 Tropfen Eukalyptusöl mit 150 ml kochendes Wasser vermischt und bis zu dreimal täglich inhaliert.

*Pfefferminze*

Pfefferminze ist seit jeher ein Klassiker bei Atemwegserkrankungen. Das in der Pfefferminze enthaltene Menthol wirkt krampflösend und abschwellend.

## Letzter Ausweg - Lungentransplantation

Eine Lungentransplantation ist ein großer und sehr komplexer Eingriff, der bei COPD-Patienten nur in Frage kommt, wenn die Erkrankung schwerwiegend ist und wirklich alle Therapieoptionen, auch ggf. die einer Lungenvolumenreduktion, ohne Besserung erschöpft sind. Entsprechend streng ist das Auswahl- und Voruntersuchungsverfahren. Hier gilt es vor allen Dingen, das Risiko von lebensbedrohlichen Komplikationen auszuschließen oder zu minimieren und den möglichen Nutzen der Operation in das Verhältnis zu Nebenwirkungen und Risiken zu setzen.

Geprüft wird, ob eine Transplantation der Lunge für den COPD-Patienten angezeigt ist, dabei spielen neben dem Stadium der Krankheit, der Allgemeinzustand, das Alter und Begleiterkrankungen eine wichtige Rolle. Bei erfolgtem Eingriff ist die Zeit nach der Operation entscheidend, denn erst dann stellt sich auch bei einem an sich erfolgreich verlaufenen Eingriff heraus, ob die Spenderlunge vom Organismus des Patienten angenommen wird. Neben der konventionellen chirurgischen Methode gibt es heute auch die minimal-invasive Technik zur Transplantation einer Lunge.

### *Lungentransplantation - Allgemeines und Operationstechniken*

Die Lungentransplantation (LUTX) ist eine medizinische Errungenschaft des 20. Jahrhunderts. Die erste Transplantation eines Lungenflügels an einem Menschen gelang 1963 dem amerikanischen Chirurg James D. Hardy (unter Einsatz einer Herz-Lungen-Maschine), der Patient überlebte damals 18 Tage.

Bis in die 1980er Jahre wurden an die 40 Lungentransplantationen durchgeführt, wobei auch hier die Sterblichkeit kurz nach der Operation noch sehr hoch lag.

Mit der Einführung des Medikaments Ciclosporin, das eine Abstoßung des transplantierten Organs verhindern konnte, indem es das Immunsystem des Patienten unterdrückte, gelang 1983 in Toronto die erste, wirklich erfolgreiche Lungentransplantation am Menschen.

Heute ist die Lungentransplantation etabliert und konnte längst verbessert werden. Weit über 60.000 Transplantationen dieser Art wurden seit Mitte der 1980er Jahre weltweit durchgeführt. Mehr als 350 Lungentransplantationen werden in Deutschland pro Jahr verzeichnet, im Schnitt kommen jährlich etwa 400 Patienten neu auf die Warteliste für ein Spenderorgan. Die Funktionstüchtigkeit von Spenderlungen ist ebenfalls durch neue Methoden deutlich verbessert worden. Ca. 75 von 100 transplantierten Organen arbeiten ein Jahr nach der OP einwandfrei, nach 5 Jahren liegt die Funktionalität noch bei 50 %.

Lungentransplantationen werden als einseitige und doppelseitige Transplantationen vorgenommen, je nachdem, ob nur ein Lungenflügel ausgetauscht werden muss oder beide. Da nicht selten auch das Herz in Mitleidenschaft gezogen ist, kommen kombinierte Herz-Lungen-Transplantationen in der Praxis vor.

In Deutschland erfolgt die Durchführung der komplexen Operation in einigen wenigen Transplantationszentren und in begrenztem Maße, da Spenderlungen nur in geringer Zahl zur Verfügung stehen. Es gibt zudem strenge Kriterien, die sowohl eine Spenderlunge als auch Patienten, die das neue Organ benötigen, erfüllen müssen. Bedeutende Transplantationseinrichtungen in Deutschland sind die Medizinische Hochschule Hannover und das Klinikum der Ludwig-Maximilians-Universität München.

## *Lungentransplantation - Vorbereitung, Ablauf und Risiken*

Der behandelnde Facharzt trifft zunächst die Entscheidung, den COPD-Patienten in ein Transplantationszentrum zu überweisen, wenn er nach dem aktuellen Krankheitsstand zum Ergebnis kommt, dass eine Transplantation möglich sein kann. Die endgültige Eignung des Patienten für eine Lungentransplantation wird erst durch eine Reihe von Untersuchungen, sowie eine abschließende Expertenkonferenz vor Ort im Transplantationszentrum festgestellt. Hier gilt es, neben den gesundheitlichen Parametern auch Risiken und Probleme abzuwägen, weiterhin wird beleuchtet, ob der Patient eine derart schwere Operation nicht nur physisch, sondern auch psychisch verkraften kann.

Als Ausschlusskriterien für eine Lungentransplantation gelten heute u. a. ein zu hohes Lebensalter, offensichtliche Infektionserkrankungen, eine akute Lungenembolie, fortgeschrittene, nicht mehr behandelbare Niereninsuffizienz, fortgeschrittene Gefäßerkrankungen, Tumorleiden, schwere Nikotin, Alkohol- oder Drogenabhängigkeit.

COPD-Patienten, deren Eignung für eine Lungentransplantation feststeht, werden mit den erforderlichen Daten der Eurotransplant-Zentrale in Leiden, in den Niederlanden gemeldet, welche die Vergabe von Spenderlungen für acht europäische Länder, darunter Deutschland, Österreich und die Schweiz, koordiniert. Die Wartezeit auf ein Spenderorgan richtet sich u. a. nach der Dringlichkeit und kann zwischen einigen Monaten und bis zu drei Jahren dauern. Wenn die Spenderlunge akut zur Lebensrettung benötigt wird und vorliegt, ist auch eine Transplantation innerhalb weniger Tage möglich.

Wesentliche Richtlinien zur Vergabe einer Spenderlunge bietet der sogenannte Lungen-Allokations-Score (LAS, seit 2011).
Auf einem Fragebogen werden Alter, Größe, Gewicht, Untersuchungsergebnisse, Laborwerte, Art der Lungenerkrankung, Schwere der Lungenfunktionsstörung, Sauerstoffbedarf, Beatmungsverfahren, Nie-

renfunktion und die Fähigkeit des Patienten zur Bewältigung seines Alltags erfasst. Daraus erfolgt eine Bewertung hinsichtlich Dringlichkeit und Erfolgsaussichten einer möglichen Lungentransplantation.

Blutgruppe und Größe der Lunge sowie weitere Gewebeparameter sollten bei Spender und Empfänger übereinstimmen, zudem wird geprüft, dass keine Lungenkrankheiten oder andere spezifische Krankheitsbilder beim Spender vorliegen. Lebendspenden sind möglich, in erster Linie werden jedoch gesunde Lungen von verstorbenen Menschen transplantiert. Zwischen der Entnahme des Spenderorgans und dem Einsatz beim Patienten sollten im Idealfall nur wenige Stunden liegen.

Im ersten Schritt wird dem hirntoten Spender das benötigte Organ entnommen. Bei einseitigen/doppelseitigen Transplantationen kann die Entnahme eines Lungenflügels auch als Lebendspende erfolgen. Jedoch braucht es dann zwei Lebendspender, denen jeweils ein Lungenflügel operativ entfernt wird. Dann wird geprüft, ob die Spenderlunge einwandfrei funktioniert. Nur wenn diese den Funktionstest besteht, ist die Transplantation überhaupt durchführbar.

Dazu kommt der Ex-vivo-Lungenperfusionstest zum Einsatz, der auch die Qualität von Spenderlungen außerhalb des Körpers verbessert. In einer speziellen Maschine wird das Organ beatmet, durchgespült und ermittelt, wie hoch die Sauerstoffaufnahme ist.

Ist das Organ geeignet und funktionsfähig, wird die Transplantation beim Empfänger vorbereitet. Der Eingriff erfolgt in Vollnarkose. Die Beatmung übernimmt, wenn erforderlich, ein neuartiges Schlauch- und Pumpsystem, die „Extrakorporale Membranoxygenierung“ (ECMO).

Dieses ersetzt die Herz-Lungen-Maschine zur Beatmung bei reinen Lungentransplantationen. Die Operationsdauer kann zwischen vier und acht Stunden dauern. Für die Entnahme der geschädigten und den Einsatz der gespendeten Lungenflügel muss heute der Brustkorb nicht mehr längs (Aufklappen) geöffnet werden, die minimal-invasive Methode durch eine Schnittführung seitlich zwischen zwei Rippen quer durch das Brustbein kommt bevorzugt zur Anwendung und belastet den Patienten insgesamt deutlich weniger.

Je nach Ausmaß der Schädigung werden einer oder beide Lungenflügel ersetzt. Sind beide Lungenflügel betroffen, wird seitenweise gearbeitet. Der kranke Lungenflügel wird operativ entfernt und das Spenderorgan im Anschluss daran mit der Luftröhre, den Bronchien, der Lungenschlagader/den Lungenvenen und dem linken Herz-Vorhof verbunden. Das Spenderorgan kann dann seine Atemarbeit übernehmen.

Nach dem Eingriff ist noch für eine gewisse Zeit unterstützend eine künstliche Beatmung notwendig, die auf der Intensivstation durchgeführt wird. Der Klinikaufenthalt dauert bei reibungslosem Verlauf ca. drei Wochen. In dieser Zeit geht es auch darum, den Patienten wieder zu mobilisieren. Damit der Patient sich gut erholen kann, schließt sich eine Reha an. Die Nachsorge ist unerlässlich und verläuft in bestimmten Intervallen. Hier werden wichtige Parameter überprüft.

Als Risiken einer Lungentransplantation sind einerseits akute Blutungen oder Undichtigkeiten an den Nahtstellen und andererseits Infektionen durch Pilze, Viren, Bakterien oder die Abstoßung des Spenderorgans zu nennen. Sowohl die Lunge als auch der Magen-Darm-Trakt, Harnwege und Nervensystem können von Infektionen betroffen sein, die im schlimmsten Fall eine Blutvergiftung verursachen.

Immunsupressiva, die der Patient nach der OP lebenslang einnehmen muss, gelten als vorbeugende Maßnahme zur Infektionsvermeidung. Die größte Gefahr einer Abstoßung besteht in den ersten sechs Monaten.
Oftmals kann diese unbemerkt verlaufen, es gibt aber auch Anzeichen wie Müdigkeit, trockener Husten, Fieber, Atemnot, Einschränkung der Lungenfunktion. Zur Behandlung einer akuten Abstoßungsreaktion ist Cortison das Mittel der ersten Wahl.

### *Chancen und Leben nach der Lungentransplantation für COPD-Patienten*

Immer wieder wird betont, dass es immens wichtig ist, dass der Patient nach der Transplantation aktiv an seiner Genesung mitwirkt. Oberstes Gebot ist die Therapietreue im Hinblick auf die Immunsuppressiva, die Infektionen als auch einer Abstoßung vorbeugen sollen.

Prognosen sind grundsätzlich schwer abzugeben, da es immer auf die individuelle Situation und den Operationsverlauf ankommt. Im besten Fall ist eine Heilung der COPD möglich, was bedeutet, dass der Patient keine typischen Symptome der Krankheit mehr verspürt, deutlich besser belastbar ist und seine Lebensqualität stark erhöht wird.

Dennoch soll nicht unerwähnt bleiben, dass die Sterblichkeitsrate auch im 21. Jahrhundert noch relativ hoch liegt. Ca. 80% der COPD-Patienten überleben das erste Jahr nach der Transplantation, nach zehn Jahren sind es etwa noch 32 %. Eine optimale Medikamenteneinstellung, die Mitwirkung des Patienten und die langfristige Annahme des Organs gehören zu den Faktoren, die ausschlaggebend für ein längeres Leben mit Spenderlunge sind.

## Corona und COPD

Corona und immer wieder Corona.......
Seit Anfang 2020 hält das Coronavirus SARS-CoV-2 Deutschland und den Rest der Welt in Atem. Viele Vorsichtsmaßnahmen prägen den Alltag, um das weitere Infektionsgeschehen einzudämmen und besonders gefährdete Personen mit bestimmten Vorerkrankungen, zu denen auch COPD gehört, zu schützen.

So wie COPD ist auch Corona eine schwerwiegende Erkrankung der Atemwege. Die Übertragung erfolgt vor allem über Tröpfcheninfektionen, möglich durch normales Atmen, Husten und Niesen. Vermutet wird auch eine indirekte Übertragung über Oberflächen und Hände.

Vieles, was dieses unberechenbare Virus betrifft, ist noch immer nicht erforscht, so weiß man noch nicht, ob sich COPD-Patienten eher anstecken als andere. Bekannt ist aber, dass Personen mit Lungenerkrankungen und einem unterdrückten Immunsystem besonders gefährdet sind, zumal bei ihnen das Risiko erhöht ist, einen schweren Corona-Krankheitsverlauf zu erleiden. Aus Studien weiß man, dass Personen mit COPD häufiger an Corona sterben als andere.

Um sich möglichst gut zu schützen, ist es unverzichtbar, dass sich COPD-Patienten in der Corona-Zeit besonders achtsam verhalten. Dazu gehört es, Auslöser zu meiden, die Symptome verschlimmern können.

Pneumologen warnen zwar vor Panikmache und mahnen vor übertriebener Sorge, dennoch empfehlen sie COPD-Patienten zu bestimmten Maßnahmen, um sich vor einer Infektion zu schützen. Den Händen kommt hier eine zentrale Rolle zu, sodass hier eine intensive Hygiene angeraten wird. Dies fängt mit dem Vermeiden von Händeschütteln an und reicht bis zu regelmäßigem Händewaschen mit Wasser und Seife. Zudem ist es wichtig, die Hände vom Gesicht fernzuhalten.

Auch das Tragen eines Mund-Nasenschutzes ist wichtig, um sich vor einer Infektion zu schützen, für COPD-Patienten werden Filterpartikelmasken (FFP2-Masken) empfohlen, da sie einen effektiveren Selbstschutz aufweisen als Alltagsmasken, die in ihrer Filterleistung stark variieren.

Eigentlich sind FFP2-Masken für Personen vorgesehen, die in sensiblen Bereichen arbeiten wie Pflegekräfte und Ärzte in Kliniken und Pflegeheimen.

Diese Masken enthalten einen Filter, der Tröpfchen, die z. B. Viren enthalten, aus der Atemluft entfernen kann. Aufgrund des Filters entsteht für die Atemmuskulatur eine zusätzliche Anstrengung, was mit Atmen durch einen Strohhalm vergleichbar ist und mit Luftnot einhergehen kann. Aus diesem Grund sollte man genau abwägen, ob das Tragen einer FFP2-Maske tatsächlich sinnvoll ist und dies ggf. auf bestimmte Aktivitäten und Zeiträume beschränken.

Einige COPD-Patienten empfinden es grundsätzlich als belastend, eine Maske zu tragen und tolerieren auch keine einfachen Alltagsmasken, was sich durch Angst und Atemnot äußert.

Grundsätzlich ist es immer wichtig, für regelmäßige Pausen zu sorgen, in denen man die Masken abnimmt und tief ein- und ausatmet. Auch kann der Wechsel auf einen anderen Maskentyp oder ein Gesichtsschild helfen. Der behandelnde Arzt kann hierzu beraten und gegebenenfalls auch ein Attest ausstellen, das von einer Maskenpflicht befreit, falls die gesundheitlichen Probleme das erfordern.

Cortison ist ein weit verbreitetes Medikament bei COPD-Patienten, einige von ihnen nutzen es täglich. Pneumologen empfehlen, Cortison auch in der Coronazeit weiterhin anzuwenden, obwohl es dafür bekannt ist, dass es das Immunsystem schwächt und das Risiko für eine Lungenentzündung leicht erhöht. Inwieweit dies auch für eine Lungenentzündung bei Corona gilt, ist bislang noch nicht geklärt. Man geht vielmehr davon aus, dass die Vorteile mitsamt Nebenwirkungen den Nachteil von Cortison überwiegen.

Eine der sichersten Vorsichtsmaßnahmen ist das Vermeiden von Menschenkontakten. Auch wenn es schwerfällt, sich sozial zu isolieren, sollte man seiner Gesundheit zuliebe die Kontakte auf ein Minimum beschränken und diese auch nur mit den dazugehörigen Abstands- und Hygieneregeln zulassen.

## Leben mit COPD

COPD ist keine Erkrankung, die plötzlich über Nacht in Erscheinung tritt, sondern die sich über Jahre hinweg langsam aber stetig entwickelt. Anfangs werden die Symptome oft als hartnäckiger Husten oder eine Bronchitis fehlinterpretiert, bis dann eines Tages die niederschmetternde COPD-Diagnose im Raume steht.

Im Unterschied zu vielen anderen Krankheiten bedeutet COPD also keinen plötzlichen Einschnitt, der einen von jetzt auf gleich aus dem bisherigen Leben reißt. Man hat durch diesen schleichenden Prozess somit Zeit, sich mit jedem weiteren Tag an den zunehmend schlechteren Zustand zu gewöhnen. Dennoch irgendwann ist der Zeitpunkt gekommen, an dem die Krankheit das Leben bestimmt.

Die Auswirkungen zeigen sich dann vielfältig und betreffen nicht nur die Physis und Psyche, sondern auch den Alltag im privaten und beruflichen Umfeld, in Einzelfällen bedeutet die Erkrankung auch herbe finanzielle Einschnitte. Aufgrund dieser Zäsur gibt es für viele COPD-Patienten ein Leben vor und nach der Diagnose.

Je mehr die Erkrankung fortschreitet, umso mehr übernimmt sie den Alltag. Häufige Besuche bei Ärzten und anderen Therapeuten ersetzen unbeschwerte Freizeitaktivitäten mit Freunden. Die stark beeinträchtigte Leistungsfähigkeit lässt nur noch ein Leben auf Sparflamme zu. Man kann nichts planen, denn man weiß nie, ob die Kraft dafür ausreichen wird. Spontanität heißt das Schlüsselwort, das irgendwann zum Alltag gehört.

Immer wieder muss man sich in Geduld üben, nichts geht mehr schnell. Und man wartet und wartet. Auf einen Termin beim Hausarzt, beim Pneumologen, beim Physiotherapeuten.

Alles in allem und in jedem Bereich des Lebens ist die Krankheit ein Lernprozess. Alles wird umgekrempelt, und so manches Mal hat man das Gefühl, als verlöre man den Boden unter den Füßen. Lebensfreude und Optimismus an den Tag zu legen, fällt nicht immer leicht. Das geht auch an Familie und Freunden nicht spurlos vorüber.

### *Angehörige und Freunde*

Je weiter die Erkrankung fortschreitet, umso wichtiger ist die Unterstützung von Angehörigen und Freunden. Das ist für beide Seiten eine Herausforderung. Nicht nur für die Erkrankten selbst verändert sich der Alltag, sondern auch für das Umfeld.

Angehörige und Freunde werden damit konfrontiert, dass sie immer mehr Hilfe leisten müssen. Dem ist jedoch nicht jeder gewachsen, nicht jeder kann damit unbeschwert umgehen, manch einer fühlt sich überfordert.

Auch dass sich der Betroffene krankheitsbedingt verändert und sich in vielen Alltagssituationen anders verhält als in gesunden Zeiten, ist keine einfache Situation. Es werden immer weniger gemeinsame Aktivitäten unternommen, der Erkrankte zieht sich zurück, sagt geplante Unternehmungen kurzfristig ab. Nicht jeder hat dafür Verständnis, was so manchen Konflikt mit sich bringt.

### *Beruf*

Je weiter die COPD fortschreitet, umso schwieriger wird es, den beruflichen Alltag zu bewältigen.

Wer trotz einer chronischen Erkrankung einen Arbeitsplatz hat und von einem verständnisvollen Arbeitgeber unterstützt wird, kann sich glücklich schätzen. Einen, bei dem man nicht stetig Angst davor haben muss, krankheitsbedingt gekündigt zu werden. Einen, der akzeptiert, dass da auch mal Tage sind, an denen man nicht 100 % Leistung bringen kann oder dass hin und wieder Fehlzeiten eintreten können.

Sicher, man muss in gewissem Rahmen auch Verständnis für den Arbeitgeber aufbringen. Gerade kleine und mittelständische Unternehmen geraten schnell ins Schleudern, wenn ein Mitarbeiter krankheitsbedingt immer wieder ausfällt. Das reißt mitunter große finanzielle Löcher in die Bilanzen dieser Firmen.

Oder was ist, wenn der Arbeitsplatz gewisse Risiken birgt, sei es, dass eine Maschine bedient oder ein Fahrzeug gelenkt wird oder besondere Aufmerksamkeit am Arbeitsplatz erforderlich ist? All dies ist mit einem chronisch kranken Mitarbeiter, bei dem jederzeit ein Notfall eintreten kann, nicht so einfach umzusetzen.
Doch es gibt Lösungen, die zwar nicht immer so optimal, aber dennoch besser sind als eine vorübergehende Arbeitslosigkeit und anschließende Hartz 4-Karriere. Für viele Betroffene ist der Schritt in die Selbständigkeit eine gute Option. Diese ermöglicht, dass man sich den Tag flexibel und das Leben selbstbestimmt gestalten kann. An guten Tagen ruft man seine volle Leistungsfähigkeit ab, an schlechteren schaltet man stattdessen drei Gänge zurück.

### *Freizeitaktivitäten*

Wenn man von einer chronischen Krankheit betroffen ist, die mit Luftnot einhergeht, ist es oft nicht oder nur unter erschwerten Bedingungen möglich, auch weiterhin seinen geliebten Freizeitaktivitäten und Hobbies nachzugehen. Man traut sich womöglich das eine oder andere nicht mehr zu oder zieht sich einfach der Krankheit geschuldet aus dem sozialen Umfeld mehr und mehr zurück.

Die Gefahr ist groß, dass man Aktivitäten zunehmend vermeidet und planlos in den Tag hineinlebt. Der Körper gewöhnt sich rasend schnell an solche Situationen, was zur Folge hat, dass es noch schwieriger wird, sich aufzuraffen. Erschwerend kommt hinzu, dass die körperlichen Funktionen durch die Schonung stetig nachlassen. Dies ist hauptsächlich auf die Rückbildung der Muskeln zurückzuführen – ein Teufelskreis, der das Fortschreiten der Erkrankung begünstigt.

Damit es nicht soweit kommt, sollte man rechtzeitig Vorkehrungen treffen. Man kann seine besten Freunde bitten, dass sie einen zu mehr Aktivitäten anspornen. Oder man erstellt sich täglich einen „Fahrplan", welche Dinge zu erledigen sind. Dieser Plan sollte ausgewogen sein und neben unvermeidbaren Pflichtaufgaben auch beliebte Freizeitaktivitäten enthalten.

Wichtig ist, dass man seine Gedanken nicht ausschließlich auf die Krankheit fokussiert, sondern sich auch mit völlig anderen Themen beschäftigt. Abends kann man die Liste Punkt für Punkt abhaken. Damit bringt man die erledigten Dinge nochmal in Erinnerung, die man trotz der Erkrankung bewältigt hat.

Das ist ein tolles motivierendes Erfolgserlebnis. Falscher Ehrgeiz ist allerdings fehl am Platz. Nicht jeder Tag ist gleich, das Leistungsniveau variiert ständig, und an das sollte man sich anpassen. Gestalten Sie Ihren Tagesplan also so flexibel, dass die Aktivitäten keine Überforderung darstellen. Auch sollte der Plan jederzeit kurzfristig an die jeweilige Tagesform angepasst werden können.

## Stationäre Rehabilitationsmaßnahmen bei COPD

Viele COPD-Patienten stehen zum Zeitpunkt der Diagnose noch voll im Berufsleben, was aufgrund der eingeschränkten Leistungsfähigkeit nicht einfach ist. Denn immer wieder zwingen die körperlichen Beeinträchtigungen dazu, sich krankschreiben zu lassen. Phasen von Krankschreibung und Arbeitsleben wechseln sich ab, wobei die Abstände dazwischen im Laufe der Zeit immer kürzer werden. In dieser Phase wird es schwieriger, den Arbeitsalltag noch bewältigen zu können. Die Gefahr ist groß, den Arbeitsplatz zu verlieren, denn Krankheit schützt nicht zwangsläufig vor einer Kündigung, besonders dann nicht, wenn keine Perspektive auf eine gesundheitliche Verbesserung besteht.

Damit es erst gar nicht so weit kommt, sollte man rechtzeitig Maßnahmen ergreifen, die dabei helfen, die Arbeitskraft zu erhalten. Wenn Beschwerden nicht zurückgehen und sich ein Krankheitsverlauf als chronisch erweist, so wie es typischerweise bei der COPD der Fall ist, kommen Rehabilitationsmaßnahmen in Betracht, die umgangssprachlich als „Kuren" bezeichnet werden (der Begriff „Kur" wird seit dem Jahr 2000 nicht mehr als Fachbezeichnung in der deutschen Sozialgesetzgebung verwendet).

Die Durchführung von Rehabilitationsmaßnahmen ist ein Bestandteil der Gesundheitsfürsorge und dient der Rehabilitation bereits eingetretener gesundheitlicher Beeinträchtigungen sowie als Vorbeugung. Bei COPD ist ein Reha-Aufenthalt besonders angeraten, wenn zuvor eine akute Verschlechterung einen Krankenhausaufenthalt notwendig machte.

Je jünger ein Patient ist, und je länger er eigentlich noch im Arbeitsleben stehen würde, umso wichtiger ist es, die Reha-Möglichkeiten zu nutzen. Nicht nur für den Betroffenen selbst ist dies von Vorteil, sondern auch für den Rentenversicherungsträger.

Für diesen ist es unter ökonomischen Gesichtspunkten betrachtet immer noch besser, eine mehrwöchige gesundheitsfördernde Rehabilitationsmaßnahme zu finanzieren als eine langjährige Erwerbsunfähigkeitsrente. Somit ist die Durchführung einer Reha seitens der Rentenversicherer oftmals auch der Versuch, mithilfe intensiver Therapieanwendungen eine vorzeitige Rente abzuwenden.

Die Prämisse „Reha vor Rente" kommt schließlich nicht von ungefähr. Und somit ist die Durchführung einer Rehamaßnahme oft ein (letzter) Versuch des Versicherers, die Bewilligung einer Erwerbsunfähigkeitsrente abzuwenden.

Grundsätzlich geht es bei Rehabilitationsmaßnahmen aber auch darum, die Leistungsfähigkeit wiederherzustellen, die Lebensqualität zu verbessern, sowie eine Wiedereingliederung in das Berufsleben und Alltagsleben zu ermöglichen.

Auch nichtberufstätige Personen und Rentner haben die Möglichkeit, eine Kur zu beantragen, Leistungsträger sind dann jedoch nicht die Renten- sondern die Krankenversicherungen. In welcher Rehaklinik der Aufenthalt erfolgen wird, ist dann von den jeweiligen Vertragskliniken abhängig, denn Rentenversicherungen verfügen über andere Netzwerke als Krankenversicherungen.

Bei gesetzlich Versicherten gibt es die Möglichkeit, über eine Einzelfallentscheidung gegebenenfalls in einer Klinik ohne Kassenzulassung aufgenommen zu werden. Dieser Weg ist immer etwas mühsamer als sich auf eine Einweisung in eine Klinik mit Kassenzulassung einzulassen.

Hier ist auch von Bedeutung, ob die jeweilige Rehaklinik die erforderliche Versorgung sicherstellen kann, insbesondere betrifft dies Personen mit einer Langzeit-Sauerstofftherapie und die Unterbringung von Begleitpersonen, wenn diese aus medizinischen Gründen notwendig sind.

Um den bestmöglichen Nutzen einer Rehamaßnahme zu erreichen, empfiehlt sich der Aufenthalt in einer Pneumologischen Rehabilitationsklinik. Eine derartige Klinik unterscheidet sich durch zahlreiche Merkmale von einem herkömmlichen Krankenhaus. Die Unterbringung ist deutlich komfortabler und erfolgt häufig in Einzelzimmern. Der Tagesablauf ist intensiv geplant, indem eine Therapieeinheit der nächsten folgt, immer den persönlichen Voraussetzungen und Erfordernissen angepasst.

Bei der COPD-Behandlung geht es vorrangig darum, die körperliche Belastbarkeit und Lebensqualität zu verbessern, die Atemnot zu verringern, aber auch um Krankheitsbewältigung, indem Ängste und Depressionen diagnostiziert und behandelt werden.

Die Pneumologische Rehabilitation beinhaltet ein multimodales und interdisziplinäres Behandlungskonzept, bestehend aus einer medikamentösen Therapie, Ernährungstherapie, Patientenschulung, Atemfunktionstraining, Atemmuskeltraining, Ausdauertraining und Muskelaufbautraining sowie personenüberwachtem EKG-, Blutdruck und Ergometertraining. Viele der hier vermittelten praktischen Übungen und Handlungsempfehlungen sind so konzipiert, dass sie von den Patienten leicht umsetzbar und trainierbar sind und nach dem Reha-Aufenthalt Zuhause fortgeführt werden können, gemäß dem Motto „Hilfe zur Selbsthilfe".

Das gelingt auch den meisten Patienten sehr gut, selbst wenn der innere Schweinehund manchmal bekämpft werden muss. Doch wer positive Erfahrungen mit bestimmten Anwendungen gemacht hat, die Beschwerden lindern, der behält sie oftmals auch bei. Daneben wird auch der Sinn geschärft für weitere Methoden, die bei der Krankheit hilfreich sein können.

Je nach Klinik wird auch ein ärztlich geleitetes Raucherentwöhnungsprogramm angeboten, bei dem in Gruppen- und Einzelgesprächen auch stark abhängigen Rauchern erfolgreiche Wege aufgezeigt werden, dauerhaft zum Nichtraucher zu werden.

Das Angebot zur Pneumologischen Rehabilitation unterscheidet sich in den einzelnen Kliniken in Bezug auf Therapiemaßnahmen und Leistungen.

Wenn der Leistungsträger (Renten- oder Krankenversicherung) einer Rehabilitation zustimmt, wählt dieser eine Klinik aus. Nicht immer ist man glücklich mit der Wahl, und man sollte gegebenenfalls Einfluss nehmen, wenn man den Eindruck hat, dass die Klinik für das eigene Krankheitsbild nicht passend ist. Inwieweit sich ein Reha-Aufenthalt günstig auf den Krankheitsverlauf auswirkt, hängt vom Portfolio und der Qualität der Klinik ab, aber auch weitere Faktoren spielen eine wichtige Rolle.

Einerseits ist es die intensive therapeutische Betreuung, die in dieser Form Zuhause nicht möglich ist, andererseits kann man sich voll auf seine Gesundheit konzentrieren, weil die Pflichten des Alltags ausgeschaltet werden. Hilfreich ist auch das Zusammentreffen mit Gleichgesinnten, mit denen man sich austauschen kann. Man kann sich gegenseitig motivieren, aber auch wertvolle Infos über empfehlenswerte Behandlungen erhalten.

Die Konfrontation mit Schicksalen der Mitpatienten kann helfen, das eigene Schicksal besser anzunehmen und etwas in den Hintergrund zu rücken. Hinzukommt schließlich auch das Verständnis, auf welches man bei Gleichgesinnten trifft. Hier sind keine umschweifenden Erklärungen oder gar Rechtfertigungen erforderlich, weil diese Menschen die Erkrankung mit all ihren Beeinträchtigungen selbst erleben.

Das ist nachvollziehbar, denn wer sehr ähnliche Erfahrungen gemacht hat, wer auch unter starken COPD-Symptomen leidet, Angst um seinen Arbeitsplatz hat, sich von den bisherigen Ärzten eventuell nicht richtig verstanden fühlt und so manchen Kampf mit der Kranken- und/oder Rentenversicherung ausgetragen hat, der fühlt sich in dieser zufällig entstandenen „Zweckgemeinschaft" der Mitpatienten sehr gut aufgehoben.
Dieser Aspekt wird in seiner Wirkung als Therapiebestandteil allzu oft vernachlässigt, obwohl er sich sehr förderlich auf den Genesungsprozess auswirken kann.

In der Regel beträgt eine stationäre Aufenthaltsdauer zwischen 3 und 4 Wochen. Je nach Ausprägung und Schweregrad der Erkrankung kann eine Verlängerung erfolgen. Alle vier Jahre ist es möglich, eine erneute stationäre Rehabilitation zu beantragen, bei deutlichen gesundheitlichen Verschlechterungen ist ein zeitlich kürzerer Abstand möglich.

Auch wenn die gesundheitlichen Voraussetzungen für die Bewilligung einer Kur gegeben sind, und auch der behandelnde Facharzt die Notwendigkeit bestätigt, heißt dies noch lange nicht, dass der Leistungsträger dies genauso sieht. Im Zuge der Sparmaßnahmen kommt es heutzutage nicht selten vor, dass Erstanträge abgelehnt werden. Doch lohnt sich in vielen Fällen ein Widerspruch, auch wenn es etwas lästig sein kann, einen Gutachter des Medizinischen Dienstes aufsuchen zu müssen. Dies resultiert nicht zwangsläufig aus einem Widerspruch, ist allerdings nicht ungewöhnlich.

## Sport und Bewegung

Sport und Bewegung bei COPD – ist das möglich? Auf den ersten Blick mag es verwundern, dass man bei COPD Sport und Bewegung empfiehlt, handelt es sich doch schließlich um eine schwerwiegende Lungenerkrankung, die mit Atemnot einhergeht. Tatsächlich bedeutet körperliche Betätigung für Personen mit COPD eine Herausforderung, doch lässt sich grundsätzlich sagen, dass COPD nicht per se sportliche Aktivitäten ausschließt oder gar eine Kontraindikation darstellt.

Vielmehr hat eine zu starke körperliche Schonung auch ihre Tücken. Durch zu viel Inaktivität verlieren die Muskeln an Kraft, zudem leidet das Herz-Kreislauf-System. Auch die Knochengesundheit wird in Mitleidenschaft gezogen, indem diese an Substanz verlieren und sich das Osteoporose-Risiko erhöht. Kurzum – der allgemeine Gesundheitszustand verschlechtert sich spürbar.

Regelmäßige Bewegung bringt also einen großen Nutzen für viele Betroffene, indem die Muskeln gestärkt, die Atmung vertieft und die Kondition und Durchblutung verbessert werden, was zu einer Optimierung der Sauerstoff- und Nährstoffversorgung führt. Personen mit Gewichtsproblemen können zudem der gefürchteten Gewichtszunahme entgegenwirken.

Auch die Verbesserung des Selbstbewusstseins ist nicht zu unterschätzen. Denn wenn man feststellt, dass man körperlich doch noch viel mehr schafft als vorher, ist das ein erhabenes Gefühl. Übt man Sport in einer Gruppe aus, gesellt sich zudem ein tolles Gemeinschaftsgefühl hinzu. Je mehr Gleichgesinnte in dieser Gruppe sind, umso besser fühlt man sich aufgehoben.

Regelmäßiger Sport kann außerdem dazu führen, dass man Alltagssituationen einfacher meistern kann. So kann man durch das Training doch vielleicht noch erreichen, dass man den Weg bis zum Supermarkt wieder ohne Pause laufen kann.
Oder man schafft es wieder, die anstrengenden Treppenstufen ohne zu schnaufen zu laufen. Solche Momente sind es, die motivieren und dazu verhelfen, dass man sich regelmäßig zu den weiteren Sportaktivitäten aufrafft.

Vielleicht verliert man auch zunehmend die Angst, dass man den einen oder anderen Weg nicht schafft. Körperliche Belastungen, die man zuvor aufgrund der Krankheit am liebsten gemieden hat, werden möglicherweise wieder möglich. Auch hierdurch wird das angeknackste Selbstvertrauen verbessert.

Nicht unwichtig ist auch das Durchbrechen eines unliebsamen Teufelskreises. Die krankheitsbedingten Schonungen und Reduzierungen körperlicher Belastungen haben womöglich zu noch weniger Bewegung geführt. Man traut sich nichts zu, und selbst das bisschen, was man macht, wird dann auch noch weniger. Eine unheilvolle Spirale, die immer weiter nach unten führt, wenn man nicht rechtzeitig gegenwirkt.

Es ist verständlich, dass man sich Sorgen macht, mit COPD Sport auszuüben, besonders wenn Atembeschwerden auftreten. Inwieweit sportliche Aktivitäten möglich sind, ist vom persönlichen körperlichen Befinden und Krankheitsstadium abhängig. Es ist wichtig, sich stets der persönlichen Leistungsfähigkeit anzupassen und an den eigenen Möglichkeiten zu orientieren. Falscher Ehrgeiz ist hier fehl am Platz, denn eine zu starke körperliche Aktivität kann einige der positiven Einflüsse ins Gegenteil verkehren.

Wer wenig Erfahrung hat und zunächst an regelmäßige Bewegung herangeführt werden muss, sollte sich durch fachmännische Beratung wie etwa einen Fitnesstrainer begleiten lassen. Mit ihm kann man einen persönlichen Trainingsplan erstellen, um die körperlichen Belastungen ausloten zu können.

Mit jeder neuen Trainingsart sollte langsam gestartet werden. Im Laufe der Zeit, wenn die Muskelkraft zugenommen hat, können die Einheiten gesteigert werden. Wichtig sind regelmäßige Pausen, insbesondere bei Atemlosigkeit. An Tagen mit übermäßigem Auswurf oder Husten ist ein Trainingsverzicht anzuraten.

Für Personen mit leichter bis mittelschwerer COPD eignen sich besonders moderate Ausdauersportarten und Gymnastik mit gleichmäßiger Belastung wie Yoga, Tai Chi, Spazierengehen, Walken, Nordic Walking, Wandern, Radfahren, Schwimmen, Tanzen. Zudem werden spezielle Lungensport-Übungen empfohlen, mit denen die Atmung optimiert und vertieft wird.

Besprechen Sie Ihre Trainingspläne im Vorfeld mit Ihrem behandelnden Arzt. Auch bzgl. der Sauerstoffversorgung sollten Sie auf seinen Rat hören und Sauerstoff verwenden, wenn er das empfiehlt. Zuhause sind extra lange Schläuche praktisch, für außer Haus kommt ein mobiles Sauerstoffgerät zum Einsatz.

### *Atemnot verhindern*

Personen mit wenig Kondition sollten langsam anfangen und die Trainingsdauer vorsichtig steigern bis insgesamt 30 Minuten täglich erreicht sind. Überanstrengung ist unbedingt zu vermeiden. Um den Körper auf die kommende Belastung vorzubereiten, ist ausreichendes Aufwärmen wichtig.

Im Sommer ist die Mittagshitze zu vermeiden, stattdessen ist Sport in den kühleren Morgenstunden zu bevorzugen.

Sicherheitshalber sollte das schnell wirkende bronchienerweitende Notfallmedikament immer griffbereit sein.

### *Yoga*

Yoga ist eine sanfte Bewegungsmethode, die sich auf vielfältige Weise günstig auf COPD auswirkt.

Sanfte Körper-, Dehnungs- und Atemübungen sorgen bei Yoga für eine bessere Durchblutung der inneren Organe. Damit sich Yogaübungen effektiv und nachhaltig auf die COPD auswirken können, ist regelmäßiges Üben unverzichtbar.

Yoga erlernt man am besten in einem entsprechend dafür ausgerichteten Studio aber auch Online-Yogakurse bieten eine gute und zudem bequeme und preisgünstige Möglichkeit.

### *Spazierengehen und Walken*

Spazierengehen und Walken gehören zu den besten und einfachsten körperlichen Aktivitäten für Personen, die an COPD leiden. Trotz manch körperlicher Einschränkung kann fast jeder Mensch einfach losmarschieren, ganz egal ob die Sonne scheint, ob es regnet oder schneit.

Um sich zunächst an den Bewegungsrhythmus zu gewöhnen, beginnen Sie mit kürzeren Strecken, das gilt insbesondere für untrainierte, ältere und übergewichtige Personen, die am Anfang ihre Leistungsgrenze ausloten müssen. Starten Sie mit nur 10 Minuten an 3 bis 5 Tagen pro Woche. Sobald Sie diese Zeit schaffen, ohne anzuhalten, um sich auszuruhen, verlängern Sie um weitere 2 Minuten.

Nicht jeder Tag ist gleich gut – wenn es mal nicht so gut läuft, reduzieren Sie Ihr Pensum und laufen dann am nächsten Tag ein bisschen weiter.

Um Ihre Leistungsentwicklung zu dokumentieren, notieren Sie die täglich absolvierten Strecken und Zeiten. Machen Sie hierbei auch Notizen zu Ihrer körperlichen Verfassung – war das Training mühsam, gab es Atemprobleme? Legen Sie während des Spazierengehens bzw. Walkens rechtzeitig Pausen ein, um Atemprobleme zu vermeiden.

Viele Betroffene können mit der Zeit die Ruhepausen verkürzen und die Trainingsintensität erhöhen. Im Unterschied zum Walken geht es beim Spazierengehen gemächlicher zu. Hier fehlen das Tempo und das „Zügige“, aber trotzdem wirkt sich auch das Spazierengehen gesundheitsfördernd aus.

Beim Bewegungsrhythmus gibt es im Wesentlichen keine Unterschiede, denn bei beiden Bewegungsarten werden die Muskelbereiche, der Stoffwechsel sowie das Herz-Kreislauf-System gestärkt. Außerdem kommt es zu einer verbesserten Sauerstoffversorgung und Durchblutungsförderung.

Auch wer von einer schweren COPD betroffen ist, kann es nach einer Trainingsphase schaffen, bis zu 30 Minuten am Stück zu gehen. Wenn Sie eine Sauerstofftherapie erhalten, setzen Sie den Sauerstoff auch während des Spaziergangs ein.

### ***Nordic Walking***

Gerade für Menschen, die bisweilen Sport eher mit Abneigung begegnet sind und mit deren körperlicher Fitness es nicht zum Besten steht, ist Nordic Walking eine sehr empfehlenswerte Sportart. Denn Nordic Walking erfordert keine umfangreiche Kondition, ist sehr einfach erlernbar und benötigt keine umfangreiche und teure Ausrüstung.

Nordic Walking hat mit dem Vorurteil zu kämpfen, es würde sich um Spazierengehen mit schleifenden Stöcken handeln.
Doch weit gefehlt, denn ursprünglich war Nordic Walking das Ersatz-Skilaufen von Langläufern in schneefreien Jahreszeiten, der Bewegungsablauf ist mit dem vom Skilanglauf vergleichbar. Der linke Stock berührt in dem Moment den Boden, wenn die rechte Ferse aufsetzt. Der

rechte Stock hat in dem Moment Bodenberührung, sobald die linke Ferse auftritt.

Um von Anfang an die richtige Technik zu erlernen, sollte man sich durch einen entsprechenden Trainer in Nordic Walking einweisen lassen. Nur wenn die Technik richtig angewandt wird, zeigt sie sich effektiv und in der Lage, möglichst viele Muskeln im Körper zu aktivieren. Richtig angewandt, sind es immerhin bis zu 90 % der gesamten Muskeln.

Unterschätzt wird auch häufig der Aspekt des Kalorienverbrauchs. Man mag es vielleicht nicht glauben, aber es ist tatsächlich möglich, durch Nordic Walking Körperfett abzubauen und sein Gewicht zu reduzieren. Pro Stunde werden bis zu 400 Kilokalorien verbrannt, bei gleichzeitiger Kräftigung der Oberkörper- und Rückenmuskulatur. Außerdem kommt es zu einer Stärkung des Herz-Kreislauf-Systems, Immunsystems und der Ausdauer - alles nicht unwesentliche Aspekte bei COPD.

Hinzukommt, dass Nordic Walking eine sehr schonende Sportart ist, bei der die Belastung der Kniegelenke und der Wirbelsäule durch den Einsatz der Stöcke reduziert wird.

### *Radfahren*

Radfahren kann bequem in den Alltag eingebaut werden, denn kurze Wege lassen sich gut mit dem Fahrrad zurücklegen, sei es der Weg zum Supermarkt, zur Freundin oder mal eben zum Briefkasten.

Radfahren ist besonders gut für übergewichtige Personen geeignet.
Die Gelenke werden entlastet, denn das Körpergewicht lastet hauptsächlich auf dem Lenker und Sattel. Durch das Ankurbeln des Fettstoffwechsels kann Übergewicht reduziert werden.

Wer nicht über ausreichende Kondition verfügt oder in einer sehr hügeligen Umgebung wohnt, kann sich alternativ zum herkömmlichen Fahrrad ein Elektrofahrrad zulegen. Dieses, mit einem Elektromotor angetriebene Fahrrad, hat den Vorteil, dass man bei Bedarf den Motor ein- oder ausschaltet. Gerade für Menschen, die bislang wenig Fahrrad gefahren sind oder die sich nicht trauen, Strecken mit Steigungen zu fahren, ist dieses Fahrrad von großem Vorteil.

### *Schwimmen*

Schwimmen ist bei COPD grundsätzlich möglich und für einige COPD-Patienten sogar eine ideale Sportart. Durch den Auftrieb des Wassers wiegt der Körper nur 10 % seines ursprünglichen Gewichts. Man gleitet also fast schwerelos durchs Wasser, sodass bestimmte Körperbereiche entlastet werden und viele Bewegungen müheloser durchführbar sind.

Da in Schwimmbädern allerdings Chemikalien wie insbesondere Chlor verwendet werden, die die COPD-Symptome verschlimmern können, ist das Schwimmen in natürlichen Gewässern zu bevorzugen.

### *Wassergymnastik*

Für COPD-Patienten, die Muskel- oder Knochenprobleme haben, ist es besonders herausfordernd, sich sportlich zu betätigen. Wassergymnastik kann eine große Hilfe sein, denn hier wird der Körper weniger belastet, was es für Personen mit COPD leichter macht. Möglich wird dies durch die einzigartigen Eigenschaften des Wassers, das Körpergewicht durch Auftrieb zu unterstützen. Zudem fördert das warme Wasser die Durchblutung.

Der Nutzen von Bewegung im Wasser ist dann am höchsten, wenn man von einem speziell ausgebildeten Trainer angeleitet wird. Es kann sowohl als Gruppen- oder Einzeltherapie durchgeführt werden. Je stärker die körperliche Beeinträchtigung ist, umso mehr ist eine Einzelbetreuung erforderlich. Grundsätzlich sollte die Anwendung 30 Minuten nicht überschreiten.

Wer sich mehr zutraut, als die klassische Wassergymnastik, bei der es überwiegend um langsame, geschmeidige Bewegungen geht, kann versuchen, ob Aquajogging eine geeignete Sportart sein könnte.

### *Stuhlgymnastik*

Für Personen mit einer schweren COPD ist es eine große Herausforderung, sich körperlich zu betätigen. Stuhlgymnastik ist hier eine gute Option, die nicht anstrengend, aber dennoch effektiv ist. Hierbei wird die obere Hälfte des Körpers trainiert – einschließlich Lunge und Herz, und das alles ganz bequem im Sitzen.

### *Training Zuhause*

Wer wetterunabhängig und zeitlich flexibel trainieren möchte, sollte sich einen kleinen Trainingsbereich in den eigenen vier Wänden einrichten. Gerade wenn man berufstätig ist, oder die Erkrankung so stark einschränkt, dass ein regelmäßiger Tagesablauf kaum möglich ist, wird die Vorteile der heimischen Trainingsecke begrüßen.

Das Trainieren in den eigenen vier Wänden erfordert nicht zwangsläufig Fitnessgeräte, denn zahlreiche Übungseinheiten sind auch am Türrahmen, an einer Hauswand, im Bett oder auf einem Stuhl möglich.

Lassen Sie hier Ihrer Kreativität freien Lauf, und orientieren Sie sich beispielsweise an bereits bekannten Übungen, die entsprechend abgewandelt werden können.

Wenn Sie die Möglichkeit haben, Ihre Übungen in einem Raum mit Spiegel durchzuführen, sollten Sie diese nutzen. So können nicht nur die Bewegungen besser kontrolliert werden, sondern auch das eigene Körpergefühl verbessert sich. Auch das abwechselnde An- und Entspannen verschiedener Muskeln führt zu einer Vertiefung des eigenen Körpergefühls.

Alternativ zum Fitnessbereich in den eigenen vier Wänden kann man sich auch im Garten eine entsprechende Trainingsecke einrichten. An der frischen Luft mit einer verbesserten Sauerstoffversorgung sind körperliche Aktivitäten noch effektiver. Während Sie in geschlossenen Räumlichkeiten begleitend zu Ihren Übungen Musik spielen lassen können, ist dies aufgrund der lieben Nachbarschaft im Garten besser nur mit Kopfhörer anzuraten.

# Atemübungen bei COPD

Wenn die Atmung Probleme bereitet, die Lungen nicht mehr ausreichend mit sauerstoffgefüllter Luft versorgt werden und das Abatmen von Kohlendioxid erschwert ist, sind Atemübungen, oftmals auch im Rahmen einer Atemtherapie, eine wichtige Behandlungsmaßnahme.

Vielen COPD-Patienten wird ihre Atmung erst durch die Krankheit bewusst. Atmen ist an und für sich ein natürlicher, automatischer Prozess, der unbewusst abläuft. Doch um wirklich besser, effektiver und gesünder zu atmen, muss die Atmung bewusst durchgeführt und trainiert werden. Gezielte Übungen, die für die Abläufe der Atmung sensibilisieren und an die richtige Atmung heranführen, die die Atemmuskulatur stärken und die Lungen aufnahmefähiger machen, verschaffen Patienten mit COPD große Erleichterung.

COPD-Betroffene sollten generell mit ihrem Arzt geeignete Atemübungen besprechen und eine Atemtherapie wahrnehmen. Körperliche Bewegung, in Form von angemessenem Kraft- und Ausdauertraining, unterstützt Atemübungen optimal und darf daher bei COPD-Patienten nicht fehlen.

### *Möglichkeiten der Atemtherapie bei COPD*

In der Atemtherapie werden Patienten mit COPD Atemübungen und Techniken vermittelt, die profunde Selbsthilfe bei akuter Atemnot bieten und insgesamt Alltag und Atmung wesentlich erleichtern. Leistungsfähigkeit und Lebensqualität können sich durch kontinuierliches Atemtraining deutlich verbessern. Bei den Übungen geht es darum, die Atemmuskulatur zu dehnen und zu kräftigen, festsitzenden Schleim in den Atemwegen zu lösen, das Abhusten zu erleichtern und die Sauerstoffaufnahme zu verbessern.

Eine klassische Atemtherapie kann der Facharzt verordnen, sie wird von Physiotherapeuten mit einer atemtherapeutischen Zusatzausbildung vorgenommen. Auch Rehakliniken und Lungensportgruppen bieten die Atemtherapie an. Der Patient lernt hier essentielle und erweiterte Atemübungen/Techniken, die er zuhause weiterführt.

Eine weitere Möglichkeit eröffnet sich mit Atemtherapiegeräten. Diese „Atemtrainer" funktionieren nach der Widerstandsmethode (Threshold load). Man saugt über das Mundstück Luft ein, wobei ein zunehmend ansteigender Druck aufgebaut wird, der sich erst dann löst, wenn der voreingestellte Widerstand überschritten wurde. Durch ein sich öffnendes Ventil kann dann die Luft in die Lunge einströmen.

Nach dem maximalen Einatmen nimmt der Druck wieder ab, das Ventil schließt sich. Beim Ausatmen erzeugt das Gerät einen leichten Widerstand, was bewirkt, dass hartnäckiger Schleim in den Bronchien gelöst und besser abgehustet oder abtransportiert werden kann.

Die Kosten für ein solches Atemtherapiegerät werden in der Regel von der Krankenkasse erstattet, wenn es verordnet wird. Diese speziellen Geräte sind auch für Patienten im fortgeschrittenen Krankheitsstadium sehr gut geeignet und weisen beachtliche Wirkeffekte auf.

Eine weniger bekannte, da alternative Option, findet sich mit der sogenannten „Reflektorischen Atemtherapie", die sich mit der psychologischen Komponente der Atmung befasst und auf Wärme, sanfte Reize, rhythmische und meditative Übungen sowie Affirmationen setzt. Entspannung, Stressabbau, Körperbewusstsein und seelische Stabilität werden als Ziele definiert, die den Gesundheitszustand des Patienten positiv beeinflussen sollen. Im Gegensatz zu den beiden vorgenannten Atemtherapie-Möglichkeiten wird die Reflektorische Atemtherapie nicht von den gesetzlichen und nur von einigen privaten Krankenversicherungen bezahlt.

# 10 praktische Atemübungen bei COPD

## 4-7-11-Atmung

Nehmen Sie eine aufrechte Haltung ein. Sie können diese Übung im Sitzen, Stehen oder Liegen ausführen. Atmen Sie nun 4 Sekunden lang tief durch die Nase ein. Atmen Sie dann 7 Sekunden lang durch den Mund aus. Wiederholen Sie diese Übung über eine Zeitspanne von 11 Minuten.

Mit dieser Atemübung wird die Wahrnehmung für die Atmung geschult. Sie baut Stress ab, fördert Entspannung und lindert die gerade bei COPD-Patienten oft vorhandenen Einschlafschwierigkeiten.

## Lippenbremse

Setzen Sie sich aufrecht auf einen Stuhl. Atmen Sie nun ca. 2 Sekunden tief durch die Nase ein. Legen Sie beim Ausatmen die Lippen leicht zugespitzt aufeinander (nicht pressen) und atmen Sie 4 Sekunden durch die gespitzten Lippen aus. Wiederholen Sie die Übung insgesamt 5 Mal hintereinander, am besten dreimal täglich.

Die Lippenbremse erzeugt einen Widerstand beim Ausatmen. Sie hilft bei akuten Atembeschwerden und verbessert langfristig das Luftaufnahmevermögen der Lunge.

## Kutschersitz

Setzen Sie sich mit auseinandergestellten Beinen aufrecht auf einen Stuhl. Beugen Sie sich leicht nach vorne, sodass Sie die Unterarme auf den Oberschenkeln ablegen können. Atmen Sie in dieser Haltung tief ein und wieder aus.

Diese Übung bewirkt eine Unterstützung der Atemhilfsmuskulatur und bringt bei akuter Atemnot Erleichterung.

## Dehnung des Brustkorbs

Stellen Sie sich gerade hin, führen Sie Ihre Arme vor den Brustkorb und die geöffneten Hände zusammen. Ziehen Sie in dieser Position die Arme gestreckt so weit wie möglich und gerade nach hinten, während Sie tief 2 Sekunden lang einatmen. Führen Sie beim Ausatmen über 4 Sekunden die Arme wieder nach vorne vor der Brust zusammen. Diese Übung können Sie 10-15-mal hintereinander ausführen und mit der Lippenbremse kombinieren.

Diese Übung stärkt und weitet den Brustkorb, macht ihn beweglicher, was die Ausdehnung der Lunge bei Luftaufnahme fördert.

## Kräftigung der Zwischenrippenmuskeln

Setzen Sie sich aufrecht auf einen Stuhl, lehnen Sie den Rücken jedoch nicht an. Legen Sie die Hände auf die Brust und atmen Sie tief durch die Nase ein, bis Sie spüren können, wie sich Ihr Brustkorb hebt. Lenken Sie nun die Atmung bewusst in die Brust, während der Brustkorb noch angehoben ist. Atmen Sie mithilfe der Lippenbremse langsam aus.

## Training Zwerchfellatmung

Legen Sie sich entspannt auf den Rücken, winkeln Sie die Beine leicht an, die Füße sollten locker aufstehen. Ihre Hände legen Sie auf den Bauch. Spannen Sie nun die Bauchmuskeln etwas an und atmen Sie langsam 4 Sekunden mit der Lippenbremse aus. Atmen Sie danach 2 Sekunden lang tief durch die Nase in den Bauch ein. Die Bauchdecke sollte sich dabei nach außen wölben, die Bauchmuskeln entspannen sich. Wiederholen Sie die Übung 5-mal.

Diese Übung der Bauchatmung verschafft der Lunge mehr Platz zur Aufnahme von sauerstoffreicher Luft, beugt Atemnot vor und verbessert die Atemleistung.

## Elastischere Atemmuskulatur

Setzen Sie sich aufrecht auf den Boden. Heben Sie nun den rechten Arm seitlich über den Kopf und neigen Sie die rechte Seite des Oberkörpers, soweit es Ihnen problemlos möglich ist. Mit der anderen Hand sollten Sie sich auf dem Boden leicht abstützen.

In dieser Dehnungsposition sollten Sie nun am besten eine Minute verharren und die Dehnung spüren. Atmen Sie währenddessen tief durch die Nase ein und durch den Mund aus. Lösen Sie dann die Position ganz langsam und wiederholen Sie die Übung mit der linken Seite.

Diese Übung mobilisiert die Zwischenrippenmuskeln, aktiviert das Zwerchfell und weitet das Bindegewebe in diesen Muskelbereichen, um mehr Luft zu bekommen.

### Training Atemhilfsmuskulatur zur Schleimlösung

Setzen Sie sich gerade auf einen Stuhl, den Rücken nicht anlehnen. Die Hände liegen locker auf Ihren Oberschenkeln. Jetzt atmen Sie tief durch die Nase ein. Versuchen Sie mit 3 Atemstößen auszuatmen und bilden Sie dabei den Laut M, den Sie während des Ausatmens halten. Machen Sie die Übung danach mit den Buchstaben S und Sch. Nach diesem ersten Durchlauf wiederholen Sie die Übung noch zweimal.

Die Lautbildung sorgt bei dieser Atemübung für eine leichte Vibration im Brustkorb, die Schleim aus der Lunge löst.

### Stärkung des Zwerchfellmuskels

Nehmen Sie einen Strohhalm zur Hilfe. Setzen Sie sich aufrecht hin und atmen Sie tief durch den Strohhalm ein und durch die Lippenbremse wieder aus. Diese Übung können Sie ca. 10-mal wiederholen. Bei dieser „inspiratorischen“ Atemübung wird beim Einatmen gegen einen Widerstand geatmet, was die Lungenkapazität vergrößert und die Atmung erleichtert.

## Gorilla-Atmung

Stellen Sie sich aufrecht und entspannt hin, die Füße stehen hüftbreit auseinander. Die Konzentration liegt jetzt beim Atmen auf dem Bauch. Atmen Sie tief mit und in den Bauch ein und wieder aus. Dabei wölbt sich die Bauchdecke beim Einatmen nach außen und zieht sich beim Ausatmen wieder nach innen. Wiederholen Sie diese Atmung entspannt einige Male, bis Sie sich wohl wohlfühlen.

Im nächsten Schritt atmen Sie so tief wie möglich ein, halten den Atem an, legen die Fingerspitzen auf den Brustkorb und klopfen den Bereich von rechts nach links zu den Seiten, nach oben und unten sanft ab.

Spitzen Sie dann die Lippen und atmen Sie stoßweise durch den Mund und nach unten aus, während Sie sich leicht nach vorne beugen, etwas in die Knie gehen und die Arme auf den Oberschenkeln ablegen. Halten Sie nun kurz den Atem an und ziehen Sie den Bauch ein. Entspannen Sie den Bauch, richten Sie sich langsam wieder auf und atmen Sie dabei tief und umfangreich ein. Atmen Sie alle Luft aus.

Atmen Sie erneut ein, halten Sie den Atem an, während Sie nun den Brustkorb mit Ihren Handflächen komplett abklopfen. Begeben Sie sich wieder in die gebeugte Position, wenn Sie durch die Lippenbremse stoßweise nach unten ausatmen. Ziehen Sie den Bauch wieder ein, halten Sie den Atem kurz an, bevor Sie sich aufrichten und dabei tief einatmen. Wieder kräftig ausatmen.

Atmen Sie erneut tief ein, Brust und Bauch kommen dabei heraus. Halten Sie den Atem an und klopfen Sie in dieser letzten Runde den Brustkorb mit den Fäusten sorgsam ab. Lippenbremse anwenden und ausatmen, Oberkörper Richtung gebeugte Knie neigen und Arme auf den Oberschenkeln ablegen. Luft anhalten und Bauch einziehen. Bauch entspannen, tief einatmen und langsam aufrichten. Zum Abschluss noch etwa 3-4 Mal in den Bauch ein- und ausatmen. Der gesamte Brustkorb ist nun mobilisiert, ein leichtes Kribbeln oder Pulsieren kann zu spüren sein.

*Diese intensive mehrteilige Übung stammt aus dem Yoga und gehört zu den effektiven Atemübungen für COPD-Patienten zur Reinigung der Lungen, zum Abbau von festsitzenden Sekreten, zur Energetisierung und Steigerung der Atemfähigkeit. Besonders gut ist es, die Gorilla-Atmung in der freien Natur auszuführen.*

# 22 Tipps für den COPD-Alltag

### *1. Rechtzeitige Behandlung*

COPD ist eine schwerwiegende chronisch verlaufende Erkrankung, die weitere, nicht minder schwerwiegende, Begleiterkrankungen mit sich bringen kann. Um den Krankheitsverlauf noch im Frühstadium zu verlangsamen und in seiner Schwere zu lindern, ist eine rechtzeitige Behandlung der COPD unbedingt anzuraten.

### *2. Arztbesuch*

Ein Arztbesuch ist dringend erforderlich, wenn sich Symptome einer Exazerbation zeigen wie insbesondere verstärkte Kurzatmigkeit, Fieber oder Erkältungs- und Grippesymptome. Auch bei einer erhöhten Schleimproduktion oder einer Veränderung des Schleims in seiner Farbe (gelb, grün oder braun) oder Konsistenz (klebrig oder dicker).

### *3. Verbesserung der Raumluftqualität*

Einige Reizstoffe in der Raumluft können die Atmung für COPD-Patienten erschweren. Zu diesen zählen insbesondere Zigarettenrauch, Staub, gefährliche Dämpfe, Gase, Tierhaare, Farbe, Lacke und chemische Reinigungsprodukte.

Eine bessere Luftqualität in Innenräumen kann erreicht werden, indem die Fenster häufig geöffnet werden, um den Luftstrom zu erhöhen. Auch die Verwendung eines Luftfilterungssystems sollte in Betracht gezogen werden. Hier ist es wichtig, diese regelmäßig zu reinigen, um Schimmel und Mehltau zu verhindern.

Staubansammlungen in den Wohnräumen sind zu vermeiden, wöchentliches Waschen der Bettwäsche wird empfohlen, um Hausstaubmilben zu reduzieren. Der Kontakt mit Haushaltschemikalien ist auf ein Minimum zu begrenzen.

Wenn die Luftqualität am Arbeitsplatz schlecht ist, sollte dies mit dem Arbeitgeber und ggf. mit einem Arbeitsmediziner besprochen werden.

### *4. Aufenthalt im Freien*

Nicht nur die Raumluft, sondern auch die Außenluft kann eine Belastung für die Lungen sein und die COPD-Symptome verschlechtern wie etwa bei Pollen, Feinstaub und Umweltschadstoffen. Ist die Luftqualitätsprognose ungünstig, halten Sie sich am besten in geschlossenen Räumlichkeiten auf.
Bei kaltem Wetter ist unbedingt darauf zu achten, die Lungen mit Schal, warmer Kleidung und einer Kaltluftmaske zu schützen.

### *5. Medikamenteneinnahme*

Eine regelmäßige Einnahme der verordneten Medikamente und Nahrungsergänzungsmittel ist unverzichtbar. Eine eigenmächtige Änderung der Dosierung oder Einnahmezeit sollte man unterlassen, und sich stattdessen immer mit dem behandelnden Arzt abstimmen.

### *6. Vor dem morgendlichen Aufstehen*

Ihr Tag beginnt schon vor dem eigentlichen morgendlichen Aufstehen, denn noch bevor Sie sich im Bett aufrichten, sollten Sie sich dehnen und strecken. Um Ihre Bronchien optimal auf den Tag vorzubereiten, inhalieren Sie 15 Minuten vor dem Aufstehen die zur Dauertherapie vorgesehenen Medikamente.

### *7. Symptomveränderungen*

Beobachten Sie mögliche Änderungen der Symptome sehr genau, und informieren Sie Ihren Arzt unverzüglich über wichtige Änderungen Ihres Befindens. Je besser Ihr Arzt informiert ist, umso individueller kann er die Therapie gestalten und gegebenenfalls anpassen.

### *8. Kontrolluntersuchungen*

Regelmäßige Kontrolluntersuchungen sind unverzichtbar, um die Entwicklung der Erkrankung im Auge zu behalten und eventuell notwendige Anpassungen der Therapie vornehmen zu können. Gehen Sie daher in regelmäßigen Abständen zu Ihrem Arzt!

### *9. Ungesunde Umgebung*

Vermeiden Sie Aufenthalte in einer Umgebung, die eine Gefahr für Sie bedeuten kann. Besonders betrifft dies Ihr Wohnumfeld, das möglichst schadstofffrei sein sollte. So sollten Sie nicht an einer stark befahrenen Straße, neben einer Tankstelle oder in einem Industriegebiet wohnen.

### *10. Neue Therapien*

Wenn Sie neue Therapien erhalten, ist es wichtig, Ihren Körper besonders sorgfältig zu beobachten. Wie reagiert er? Welche Veränderungen treten auf? Verbessern sich die Kurzatmigkeit und die Leistungsfähigkeit? Nicht jede neue Therapie bedeutet zwangsläufig eine Verbesserung, deswegen seien Sie wachsam!

### *11. Hygienemaßnahmen zur Infektionsvorbeugung*

Bei der Infektionsvermeidung stehen besonders die Hände im Fokus, sodass diese so oft wie möglich gewaschen und desinfiziert werden sollten. Waschen Sie die Hände mindestens 20 Sekunden lang mit Seife und lauwarmem Wasser. Falls keine Möglichkeit zum Händewaschen besteht, verwenden Sie Hand-Desinfektionsmittel.

Menschenansammlungen sollte man möglichst meiden, besonders in der kalten Jahreszeit und während einer Grippewelle. Ist man dennoch unter Menschen, sollte man das Gesicht nicht berühren. Türen sollte man nach Möglichkeit nicht mit der Hand, sondern je nach Situation mit dem Fuß oder Ellenbogen öffnen.
In Arztpraxen ist besondere Vorsicht geboten, hier sollten Sie Ihre Hände gründlich desinfizieren.

### *12. Duftstoffe vermeiden*

Duftstoffe können zu Atemnot führen und sollten daher möglichst vermieden werden. Dies betrifft besonders Parfüm, Deosprays, Haarsprays, Duftkerzen, Räucherstäbchen und diverse Putzmittel.

### *13. Das Leistungsniveau bestimmt den Tag*

Nicht jeder Tag ist gleich – es gibt gute und schlechte Tage, und selbst innerhalb des Tages verläuft die Leistungskurve nicht linear. Achten Sie auf Ihren Körper, und passen Sie Ihren Tagesablauf an Ihr Leistungsniveau an. Überanstrengungen sind nie eine gute Idee und rächen sich schnell.

Oftmals landet man nach einem außergewöhnlich guten Tag, an dem man sein erstaunliches Leistungsniveau (aus-)genutzt hat, am nächsten Tag umso tiefer im Energieloch. Um Über- und Unterforderung zu vermeiden, sind moderate Aktivitäten der richtige Weg.

### *14. Blähungen vermeiden*

Blähungen gehen mit einer vermehrten Gasbildung im Körper einher und sorgen für einen erhöhten Druck auf die Lunge und das Zwerchfell. Vermeiden Sie daher Lebensmittel, die bei Ihnen zu Blähungen führen, besonders blähungsfördernd sind Kohlgemüse, Knoblauch, Hülsenfrüchte, Zwiebeln und kohlensäurehaltige Getränke.

### *15. Schweinefleisch*

Schweinefleisch, und hier insbesondere Gepökeltes, führt zu Stickstoffverbindungen, die auf das Lungengewebe toxisch wirken und dieses schädigen. Der Verzehr sollte auf ein Minimum reduziert werden.

### *16. Abhusten vor dem Essen*

Vor dem Essen sollte man Schleim abhusten, damit es während der Nahrungsaufnahme nicht zu Atemnot kommt.

### *17. Feuer meiden*

Sauerstoff selbst ist zwar nicht brennbar, aber er heizt ein Feuer an. Vermeiden Sie daher offene Flammen, und halten Sie sich von Feuerschalen, Holzkohlengrills, Holzöfen und offenen Kaminen fern.

Wenn Sie trotz COPD noch immer rauchen, sollten Sie dies auf keinen Fall mit eingeschaltetem Sauerstoff machen, weil sich hierdurch die Brandgefahr massiv erhöht.

### *18. Berufstätigkeit anpassen*

Eine berufliche Aufgabe trägt in mehrfacher Hinsicht zu einer verbesserten Lebensqualität bei. Sie gibt dem Tag eine Struktur, führt zu mehr Selbstbewusstsein und verhilft zu einer besseren finanziellen Situation.

Wenn es die Erkrankung unmöglich macht, die bisherige Berufstätigkeit auszuüben, suchen Sie nach Alternativen, bevor Sie eine Erwerbsminderungsrente beantragen. Loten Sie aus, was noch geht. Möglicherweise können Sie die Stundenzahl reduzieren oder eine weniger anstrengende Aufgabe übernehmen.

Wenn auch das nicht funktioniert, bemühen Sie sich um eine Tätigkeit, die Sie von Zuhause aus ausüben können.

### *19. Patientenschulungen*

Patientenschulungen sind für COPD-Patienten eine gute Möglichkeit, mehr Eigenverantwortung und Verständnis für das Krankheitsbild zu erreichen, stets mit dem Ziel, die Lebensqualität zu verbessern und das Risiko einer Exazerbation zu senken. Ein wesentlicher Baustein ist das Raucherentwöhnungsprogramm.

Man erhält in diesen Schulungen aber auch wichtige Informationen über die Wirkung und Dosierung von Medikamenten und die Anwendung von Sauerstoffmasken. Zudem wird auch ein angemessenes Verhalten im Notfall geübt.

Gesetzliche Krankenkassen bieten entsprechende Schulungen an, die als Disease-Management-Programm (DMP) bezeichnet werden. Eine Teilnahme kann mithilfe des Hausarztes beantragt werden.

### *20. Sauerstoffversorgung bei Aktivitäten*

Bei vielen COPD-Patienten nimmt die Sauerstoffzufuhr ab, wenn sie kurze Erledigungen machen, sei es mal eben ein kurzer Gang zum Briefkasten oder zum Bäcker. Das aber sind Aktivitäten, bei denen der Körper den Sauerstoff besonders braucht. Durch die unzureichende Sauerstoffversorgung läuft man Gefahr, dass man sich verausgabt und erschöpft ist.

### *21. Notfallplan*

Mit COPD kann jederzeit ein Notfall eintreten, eine schwere Exazerbation ist immer ein Fall für den Notarzt. Dies gilt insbesondere bei Brustschmerzen, blauen Lippen oder Fingern sowie Verwirrung.

Dies zu wissen, kann Angst machen, aber einen Notfallplan zur Hand zu haben, beruhigt. Sprechen Sie Ihren Arzt darauf an, dass er mit Ihnen gemeinsam einen Notfallplan erarbeitet. Hierzu gehört der COPD-Pass, in dem die Notfallnummer 112 und die Telefonnummer Ihres Hausarztes eingetragen werden.
Informieren Sie auch Ihre wichtigsten Bezugspersonen darüber, damit diese im Notfall wissen, wie sie handeln müssen. Setzen Sie diese auch in Kenntnis darüber, wo sich Ihre Notfallmedikamente befinden.

Im Notfall einen kühlen Kopf zu bewahren, ist nicht einfach, aber wichtig. Bewahren Sie also Ruhe! Öffnen Sie das Fenster, damit frische Luft in den Raum kommt. Inhalieren Sie das Bedarfsspray, das Ihnen Ihr Arzt für den Notfall verordnet hat. Nehmen Sie eine Körperposition ein, die das Atmen erleichtert wie beispielsweise den Kutschersitz. Atmen Sie mit der „Lippenbremse“. Rufen Sie unbedingt den Notarzt, wenn sich Ihr Zustand bedrohlich verschlechtert.

## Sturzprophylaxe

Das Leben mit COPD bringt viele Veränderungen mit sich. Auch Maßnahmen im Rahmen einer Sturzprophylaxe zu ergreifen, gehört dazu, denn Stürze können für COPD-Patienten fatale Folgen mit sich bringen. Anpassungen der häuslichen Sicherheit tragen dazu bei, Stürze zu vermeiden und die Unabhängigkeit zu erhalten.

Besonders sturzgefährdet sind COPD-Patienten, die eine Sauerstoffversorgung für den häuslichen Gebrauch benötigen sowie ältere Personen, die ein verändertes Gangmuster oder einen Gleichgewichtsverlust aufgrund ihrer Erkrankung aufweisen.

Mit zunehmendem Alter steigt das Risiko, zu stürzen und sich dabei schwerwiegende Knochenbrüche zuzuziehen. Ein Knochenbruch ist immer eine Belastung für die gesamte Gesundheit, und je nach Schwere kann es zu langwierigen Krankheitsverläufen bis hin zu dauerhaften Einschränkungen oder gar Pflegebedürftigkeit kommen.

Das Sturzrisiko weitestgehend zu verringern sollte bei der COPD daher einen großen Stellenwert einnehmen. Die Maßnahmen und Möglichkeiten sind vielfältig.

Idealerweise liegt die Wohnung im Erdgeschoss. Treppensteigen ist zwar eine gute Übung für die körperliche Fitness, dennoch ist es mit COPD keine gute Option, wenn Schlafzimmer und Bad nur über eine Treppe erreichbar sind.

Die Wohnung sollte möglichst barrierefrei sein. Allerdings sind nicht unbedingt Umbaumaßnahmen erforderlich. Es hilft schon immens, wenn auf Stolperfallen wie rutschende Teppiche und Möbelstücke, die Durchgänge behindern, verzichtet wird. All das ist besonders wichtig, wenn eine Sauerstoffzufuhr erfolgt, denn das Sauerstoffkabel kann sich ansonsten leicht verheddern oder irgendwo hängen bleiben.
Überhaupt ist das Sauerstoffkabel von großer Bedeutung. Viele COPD-Patienten stellen das Sauerstoffgerät in ein Zimmer und bewegen sich dann durch den Rest der Wohnung, indem sie das Sauerstoffkabel hinter sich herziehen. Das Kabel sollte man stets im Auge behalten, schon manch einer ist über sein eigenes Sauerstoffkabel gestolpert, aber auch Familienmitglieder sind davor nicht gefeit.

Unordnung erhöht das Sturzrisiko, denn jedes Durcheinander ist eine Stolperfalle. Dazu gehört auch das Zusammenbinden von losen Kabeln, um nicht darüber zu stolpern. Das ist besonders für ältere Personen relevant, die ohnehin schon Probleme haben, ihr Gleichgewicht zu halten. Wenn dann noch die COPD hinzukommt, steigt das Sturzrisiko.

Um Stolpern über Gegenstände und Unebenheiten zu vermeiden, sollte das Sehvermögen überprüft werden. Das Tragen einer passenden Brille vermeidet Stürze, die durch schlechtes Sehen ausgelöst werden.

Treppen und Steigungen stellen eine der größten Sturzgefahren für COPD-Patienten dar, daher sollten diese über Haltegriffe und Handläufe verfügen, selbst wenn es nur ein oder zwei Stufen sind.

Haltegriffe sind auch im Badezimmer und auf der Toilette hilfreich, um besser ein- und auszusteigen bzw. aufzustehen. Für die Toilette gibt es spezielle Sitze mit Armgriffen, die den WC-Gang enorm erleichtern. Ein Duschstuhl macht die Körperhygiene einfacher, denn man kann darauf Platz nehmen und sich im Sitzen duschen. Das spart Kraft und reduziert das Sturzrisiko.

Wenn noch keine barrierefreie Dusche vorhanden ist, sollte man rechtzeitig dafür sorgen, bevor es zu spät ist und man plötzlich nicht mehr in seinen eigenen vier Wänden zurechtkommt. Wenn eine Pflegestufe vorliegt, kann man für nötige Umbaumaßnahmen eine finanzielle Unterstützung beantragen.
Einige COPD-Patienten bekommen Atemprobleme, wenn sie sich in einem heißen, feuchten Badezimmer befinden. Hier ist es hilfreich, einen Ventilator im Bad aufzustellen und Tür und Fenster zu öffnen, sodass die Luft herausgeblasen wird. Zwar sind auch Abluftventilatoren nützlich, aber um die feuchte Luft nach draußen zu befördern, braucht es einen Ventilator.

Dunkle Bereiche und schlecht einsehbare Ecken im und am Haus sollten eine gute Beleuchtung erhalten. Mobiliar und Sitzgelegenheiten sollten standsicher sein.

Um einen sicheren Tritt zu gewährleisten, empfiehlt es sich, auch beim Schuhkauf zuerst an die Sicherheit zu denken. Zu empfehlen sind geschlossene, gutsitzende Schuhe mit Schnürsenkeln, sodass sich die Passform des Schuhs kontrollieren lässt. Hohe Absätze, Sandalen, Clogs und Flip-Flops sind zu vermeiden, da sie keinen Halt bieten. Ein guter Schuh sollte den Fuß und die Gelenke stützen, das Gleichgewicht fördern und eine rutschfeste Sohle haben. In guten Schuhfachgeschäften wird man entsprechend beraten.

Auf Glatteis, glitschige und dunklen Wege sollten sich ältere Menschen im wahrsten Sinne des Wortes nicht begeben und schon gar nicht alleine.

Sport in Maßen, auch Kraftsport zum Muskelaufbau, trägt zur Stärkung der Knochen bei. Um Stürze zu vermeiden, sind Trainingsmaßnahmen für Gleichgewicht, Konzentration, Koordination und Reaktionsvermögen eine ausgezeichnete Option.

Bei erhöhter Sturzgefahr ist das Tragen von Hüftprotektoren zu empfehlen, um das Frakturrisiko im Falle eines Sturzes zu reduzieren. Wer alleine lebt und sturzgefährdet ist, sollte einen Notrufknopf tragen (am Handgelenk oder Hals). So kann im Notfall Tag und Nacht um Hilfe gerufen werden.
Die Devise sollte bei allem, was getan wird, lauten: Langsam statt schnell. Denn in Hektik ist eine schnelle und konzentrierte Reaktion nicht möglich.

Ältere Menschen müssen oftmals täglich viele verschiedene Medikamente einnehmen. Es ist ratsam, die Medikation regelmäßig mit dem Arzt zu besprechen, Neben- und Wechselwirkungen mitzuteilen, damit eine Anpassung oder Änderung erfolgen kann. Denn Schwindel oder Schläfrigkeit als häufige Nebenwirkungen verschiedener Medikamente führen sehr oft zu unkontrollierten Stürzen.

### ***Sturzprophylaxe in Wohnräumen:***

- Beseitigen Sie zu Hause sämtliche Stolperfallen.
- Entfernen Sie alle losen Kabel, über die man stolpern könnte.
- Sorgen Sie für sichere und rutschfeste Teppiche und Trittflächen. Teppiche sollten fest am Boden anhaften, um Stolperkanten zu vermeiden

- Legen Sie die Dusche und Badewanne mit rutschfesten Gummimatten aus.
- Installieren Sie Haltegriffe in der Toilette und im Badezimmer.
- Entfernen Sie verschüttete Flüssigkeiten auf dem Boden.
- Vermeiden Sie Hausarbeiten auf Stühlen und Leitern.
- Sorgen Sie für gute Beleuchtungen im ganzen Haus, um dunkle Ecken zu vermeiden. Legen Sie eine Taschenlampe griffbereit neben Ihr Bett.

***Sturzprophylaxe im Freien:***

- Ein Stock oder eine Gehhilfe helfen dabei, das Gleichgewicht zu halten. Bei unsicherem Gang sollten Sie das Haus nicht ohne eines dieser Hilfsmittel verlassen.
- Meiden Sie rutschige Gehwege mit nassem Gras, Laub, Eis und Schnee.

# Wichtige Fragen und Antworten

### *Wer erkrankt an COPD?*

Besonders gefährdet sind Raucher, denn durch die Inhalation von Schadstoffen aus Tabak kommt es zu dauerhaften Schädigungen der Lunge, was diese in ihrer Funktion beeinträchtigt.

Auch Personen, die passivem Rauch oder Schadstoffen wie z. B. Feinstaub oder Gase ausgesetzt sind, tragen ein erhöhtes Erkrankungsrisiko.

Ein erhöhtes Risiko, an COPD zu erkranken, tragen außerdem Personen, die von einem Alpha-1-Antitrypsinmangel betroffen sind, da dies mit einer verminderten Schutzfunktion für die Lungenbläschen verbunden ist.

### *In welchem Alter tritt COPD auf?*

Wenn die ersten COPD-Symptome auftreten, sind die meisten Menschen mindestens 40 Jahre alt. Nur sehr selten erkranken junge Erwachsene an COPD, hier trifft es hauptsächlich Personen mit einem Alpha-1-Antitrypsin-Mangel.

### *Ist COPD ansteckend?*

COPD selbst ist nicht ansteckend. Allerdings ist Vorsicht geboten bei den häufig auftretenden Begleiterkrankungen der Atemwege wie Erkältungen, Grippe und Lungenentzündung, die in der Akutphase ansteckend sind.

### *Ist COPD eine typische Männerkrankheit?*

Bis vor wenigen Jahren galt COPD tatsächlich als eine typische Männerkrankheit. Inzwischen hat sich dies geändert, seit dem Jahr 2000 sind in den USA sogar mehr Frauen als Männer an COPD verstorben.

Frauen erfahren die Erkrankung anders als Männer, indem sie schon in jüngeren Jahren und trotz eines geringeren Zigarettenkonsums an COPD erkranken. Zudem scheinen Frauen anfälliger für die Auswirkungen von Tabak und anderen Schadstoffen zu sein. Die Diagnose erhalten sie in der Regel später als Männer. Da die Krankheit dann schon deutlich fortgeschrittener ist, ist die Behandlung dann weniger wirksam.

### *Wie wirkt sich COPD auf den Körper aus?*

Durch die chronische Entzündung kommt es zu einer langfristigen Zerstörung des Lungengewebes.

Durch die Schädigung des Lungengewebes steht das Immunsystem in Dauerstellung, woraus chronische Entzündungsreaktionen resultieren. Diese äußern sich durch Schwellungen der Schleimhäute, eine Gewebeverhärtung der Lunge und einen veränderten Wandaufbau der Bronchien, indem sich dieser verdickt. Die Atemwege verengen im Laufe der Zeit immer mehr.

All dies führt zu den COPD-typischen Symptomen wie insbesondere chronischer Husten mit Auswurf und Atemnot.

### *Kann man COPD mit körperlicher Aktivität rückgängig machen?*

Durch körperliche Aktivität können das Wohlbefinden und das Atmen als solches verbessert werden, sodass die gesamte Lebensqualität profitiert. Es ist aber nicht möglich, hierdurch die Krankheit zu heilen oder rückgängig zu machen.

### *Was ist die Therapiebasis?*

So wie Rauchen als Hauptauslöser für die Entstehung von COPD fungiert, so ist auch bei der Behandlung von COPD das Rauchen ein zentraler Faktor. Wird trotz der COPD-Diagnose weitergeraucht, können die Therapien kaum etwas Positives ausrichten. Die Basis jeder Therapie bildet der Rauchverzicht.

### *Was ist eine Exazerbation?*

Unter einer Exazerbation versteht man einen akuten Krankheitsschub, der zu einer schnellen Verschlechterung des Krankheitsbildes führt. Im schlimmsten Fall kann die Funktion der Lungen bedrohlich abnehmen. Typischerweise kommt es zu einer Verschlechterung der Atemnot und Zunahme des Hustens.

Exazerbationen treten besonders häufig in den Herbst- und Wintermonaten auf, wenn die Erkältungs- und Grippewelle auf dem Vormarsch ist.

### *Kann man mit COPD ein normales Leben führen?*

Die COPD-Diagnose bringt für die meisten Betroffenen Veränderungen des Alltags mit sich, besonders wenn es sich um ein bereits fortgeschrittenes Krankheitsstadium handelt. Durch aktives Handeln kann der Krankheitsverlauf günstig beeinflusst werden, sei es durch regelmäßige Medikamenteneinnahme, Verzicht auf Zigaretten oder körperliche Aktivitäten, die in den Alltag integriert werden müssen.

### *Wie schnell schreitet die Krankheit fort?*

Grundsätzlich ist der Verlauf der Erkrankung nicht vorprogrammiert. Obwohl COPD eine chronische Krankheit ist, besteht die Möglichkeit, das Fortschreiten zu verlangsamen. Dennoch werden sich die Symptome mit der Zeit verschlimmern.
Je frühzeitiger die Diagnose und je individueller die Behandlung erfolgt, umso besser ist die Perspektive.

### *Warum soll ich mit dem Rauchen aufhören, wenn ich doch schon an COPD erkrankt bin?*

Möglicherweise fragen Sie sich, warum Sie mit dem Rauchen aufhören sollen, wenn Sie seit Jahrzehnten rauchen und die Lunge bereits irreversible Schäden aufweist?

Unabhängig davon, ob Sie schon 30 Jahre lang geraucht haben oder nur wenige Jahre – Experten sind sich darin einig, dass dennoch die Raucherentwöhnung die erste Therapieoption ist. Einige Studien weisen darauf hin, dass die Lungenfunktion trotzdem nach der Raucherentwöhnung besser wird.

### *Wie wird man Nichtraucher?*

Sprechen Sie Ihren Arzt auf Ihren Wunsch an, mit dem Rauchen aufhören zu wollen. Bitten Sie ihn um unterstützende Maßnahmen und Ratschläge, denn es gibt mittlerweile viele effektive Möglichkeiten, erfolgreich und dauerhaft Nichtraucher zu werden.

Viele positive Rückmeldungen gibt es von Laserbehandlungen, Akupunkturanwendungen und Nichtraucherkursen, die man im Urlaub absolviert. Während des Urlaubs fällt das Aufhören oft leichter, weil man sich nicht in seinen Alltagsstrukturen befindet. Viele Verfahren werden von den Krankenkassen unterstützt.

Und selbst wenn Sie sich für eine Methode entscheiden, die Ihre Krankenkasse nicht (mit-) finanziert, so bedenken Sie, dass sich die Kosten oft schon nach wenigen Wochen als Nichtraucher amortisieren. Manchmal motiviert auch gerade die Vorstellung darüber, dass man sich anstatt der teuren Zigaretten viele andere schöne Dinge leisten könnte.

### *Muss COPD behandelt werden?*

Wer an COPD erkrankt ist und sich nicht durch eine kontinuierliche Therapie ärztlich behandeln lässt, trägt dazu bei, dass durch die Erkrankung immer mehr Lungengewebe zerstört wird.

### *Was sind die Unterschiede zwischen COPD und Asthma?*

Die Symptome von COPD und Asthma sind auf den ersten Blick zum Verwechseln ähnlich. Während die Verengung der Atemwege bei Asthma nicht dauerhaft ist und nur dann auftritt, wenn die Atemwege durch etwas gereizt werden, ist die Verengung bei COPD dauerhaft. Bei Asthma können Entlastungsmedikamente dazu führen, dass sich die Atemwege wieder vollständig öffnen, bei COPD ist dies nicht möglich.

### *Wie erkennt man, ob sich die COPD verschlimmert?*

Je weiter die Erkrankung fortschreitet, umso schlimmer werden die Symptome und sind schwerer zu ignorieren. Durch die stärkeren Schäden der Lunge tritt die Kurzatmigkeit schneller auf, schon leichte körperliche Anstrengungen wie Treppensteigen werden als anstrengend empfunden.

Außerdem tritt vermehrt ein Keuchen auf, das sich besonders beim Ausatmen zeigt.

### *Ich habe nie geraucht, warum habe ich COPD?*

Entgegen der landläufigen Meinung ist Rauchen nicht die alleinige Ursache für COPD. Auch Personen, die nie geraucht haben, können an COPD erkranken. Auslöser hierfür können eine genetische Präposition, Passivrauchen und das Einatmen von Schadstoffen sein.

### *Braucht jeder COPD-Patient Sauerstoff?*

Sauerstoff ist nicht immer erforderlich und wird dann vom Arzt verschrieben, wenn der Sauerstoffgehalt im Blut dauerhaft erniedrigt ist. Die Kurzatmigkeit verringert sich nicht unbedingt durch das Einatmen von zusätzlichem Sauerstoff.

Das Erlernen von Atemtechniken und eine optimale Einstellung mit Medikamenten kann dabei helfen, die Kurzatmigkeit zu reduzieren, sodass Sauerstoff nicht benötigt wird.

### *Wie ist die langfristige Perspektive?*

Die Prognose der Krankheit hängt von mehreren Faktoren ab, besonders davon, ob Sie noch rauchen oder nicht.

In Deutschland liegt die durchschnittliche Lebenserwartung bei 80 Jahren. Bei Personen mit COPD ist von einer durchschnittlichen Verringerung von 6 Jahren auszugehen. Die zu erwartende Lebensdauer ist hauptsächlich vom Alter, Schweregrad und Begleiterkrankungen abhängig.

### *Wirkt sich das Wetter auf die Erkrankung aus?*

Das Wetter kann eine Verschlimmerung der COPD-Symptome auslösen, wenn die Luft zu kalt, heiß oder trocken ist.

Besonders gefährlich sind Temperaturen unter dem Gefrierpunkt und über 32 °C. Auch eine hohe Luftfeuchtigkeit und starker Wind erhöhen das Risiko, dass sich die Symptome verschlechtern.

### *Gibt es ungeeignete Sportarten?*

Sportarten, die schnell zu einer Überlastung führen, sollten vermieden werden. Hierzu gehören hauptsächlich laufintensive Sportarten wie Joggen, Fußball, Squash und Tennis.

### *Wie stirbt man bei COPD?*

Eine große Angst vieler COPD-Patienten besteht darin, möglicherweise einen Erstickungstod zu erleiden. Doch das muss nicht sein, denn häufig ist der Auslöser für den Tod nicht das Versagen der Lungenfunktion,

sondern vielmehr ein Herzinfarkt, der infolge des überlasteten Herz-Kreislauf-Systems eintritt.
Das Risiko für einen Herzinfarkt ist besonders groß nach einer akuten Krankheitsverschlechterung (Exazerbation).

## Urlaub trotz COPD

COPD ist eine Erkrankung, die den Alltag in vielen Bereichen beeinflusst, auch der Urlaub ist davor nicht gefeit. Aber die gute Nachricht: Verreisen mit COPD ist zwar schwierig, aber in vielen Fällen möglich. Nicht jeder COPD-Patient muss zwangsläufig auf die schönste Zeit des Jahres mit erholsamen Stunden, Tapetenwechsel und neuen Lebensimpulsen verzichten.

Sicher ist es eine Herausforderung, mit COPD zu verreisen. Und diese ist umso größer, je weiter die Krankheit fortgeschritten ist. Somit müssen COPD-Patienten bei der Urlaubsvorbereitung an einiges mehr denken als andere Reisende.

Grundsätzlich sollte man sich wirklich körperlich in der Lage fühlen, zu verreisen und seine individuellen Belastungsgrenzen berücksichtigen. Dabei sollte man sich Dinge nicht schönreden oder nur mitreisen, um anderen einen Gefallen zu tun. Die Reise sollte angetreten werden, wenn der gesundheitliche Zustand stabil ist. Idealerweise reist man nicht allein, sondern wird von einer Person begleitet, die mit den krankheitsbedingten Gegebenheiten vertraut ist.

Im Vorfeld sollten immer die gesundheitlichen Voraussetzungen für eine Reise zum gewählten Urlaubsziel abgeklärt werden, der behandelnde Pneumologe ist hier der richtige Ansprechpartner für das erforderliche Check-Up.

Die Reise sollte mit einem großzügigen zeitlichen Vorlauf vorbereitet werden. Hierzu gehört auch die Erstellung eines Verzeichnisses mit allen wichtigen Telefonnummern mit Kontakten Zuhause und am Urlaubsort. Auch eine Zusammenstellung von wichtigen Befunden, Rezepten und Beipackzetteln ist zu empfehlen!

### *Welches Urlaubsziel?*

Reisen mit COPD ist nicht per se unmöglich, für viele Patienten ist es sogar nach wie vor in fast die ganze Welt möglich. Ob der Urlaub unbeschwert wird, hängt nicht allein von den Vorbereitungen und dem Schweregrad der Erkrankung ab, sondern auch von den Gegebenheiten vor Ort. Bevor Sie sich für einen Urlaubsort entscheiden, besprechen Sie Ihr Vorhaben mit Ihrem behandelnden Arzt, denn er kann Ihnen dabei helfen, ein geeignetes Urlaubsziel zu finden.

Grundsätzlich sollten bei der Urlaubsplanung Gebiete in Höhenlagen ausgeschlossen werden, die höher als 600 Meter sind. Sogar gesunde Menschen können Probleme bei luftiger Höhe bekommen. Höhenwanderungen und Bergsport sind möglichst zu meiden. Außerdem sind Urlaubsziele nicht zu empfehlen, die allzu hohe Temperaturen und/oder eine hohe Luftfeuchtigkeit aufweisen.

Salzhaltige Meeresluft gilt als sehr gesund, doch das ist für COPD-Patienten nicht immer der Fall. Zwar werden die Atemwege durch den Salzgehalt zur Selbstreinigung angeregt, aber es kann auch zu einer zu starken Reizung kommen, die im schlimmsten Fall zu einer Exazerbation führt.

Wichtig ist auch, die örtlichen Gegebenheiten abzuklären, um eine ausreichende medizinische Versorgung sicherzustellen:

- Wo ist die nächste Arztpraxis?

- Wo befindet sich die nächste Pneumologische Ambulanz?

- Wie weit entfernt liegt das nächste Krankenhaus?

- Ist im Notfall eine qualifizierte medizinische Versorgung möglich?

- Kann man sich auf Deutsch verständigen?

### *Reisen und Langzeit-Sauerstofftherapie*

Wer auf eine Langzeit-Sauerstofftherapie angewiesen ist, muss einige Besonderheiten in puncto Reisen beachten. Viele wichtige Informationen kann man beim örtlichen Sauerstofflieferanten und Hersteller des Sauerstoffgeräts erfragen, insbesondere wenn es um die technische Betreuung geht.

Einerseits geht es darum, generell Risiken für die Sauerstoffversorgung auszuschließen, andererseits eine kontinuierliche Sauerstoffversorgung und einen ausreichenden Vorrat zu gewährleisten. Auf Reisen kommen ausschließlich mobile Sauerstoff-Systeme in Frage.

Der Patient sollte schon im Vorfeld Informationen über wichtige Parameter am Urlaubsort wie Stromversorgung, Stromspannung, Sauerstoff-Anbieter vor Ort (Sauerstoff-Tankstellen), ärztliche Versorgung einholen, die er dem Arzt gleich mitteilen kann. Ebenso sollte beim Gespräch auf mögliche Maßnahmen im Fall einer Krankheitsverschlechterung am Urlaubsort eingegangen werden und ob eine Sauerstoffversorgung während eines Fluges notwendig ist bzw. wie dann die Flussrate anzupassen ist.

Für inländische Reisen bieten einige Sauerstofflieferanten einen Urlaubsservice an, der neben einem Notdienst bei technischen Problemen auch eine Lieferung der benötigten Utensilien an den Urlaubsort beinhaltet.

Die Sauerstoffversorgung in den Touristengebieten ist immer im Einzelfall zu erfragen. Neben den technischen Gegebenheiten sollten Sie auch die preislichen Aspekte abklopfen, denn in einigen Urlaubsländern ist die Versorgung mit Flüssigsauerstoff sehr teuer.

### *Flugreisen*

Naturgemäß sind ferne Länder am einfachsten per Flugzeug erreichbar. Was für gesunde Menschen ein Vergnügen ist, kann für COPD-Patienten zu einer großen Herausforderung werden. Ob das Reisen im Flugzeug möglich ist, hängt immer von der individuellen Situation ab.

Mitunter ist es sogar völlig unmöglich, als COPD-Patient zu fliegen, denn in mehreren Kilometern Höhe sinkt der Luftdruck im Flugzeug deutlich. Langstreckenflüge mit einer Distanz von mehr als 3.500 Kilometern stellen eine besondere Situation dar, denn bei diesen Flügen befinden sich die Flugzeuge auf einer Reiseflughöhe von bis zu 11 Kilometern. Hier ist der Kabineninnendruck mit einem Aufenthalt in einer natürlichen Umgebung vergleichbar, die in einer Höhe von 2.500 Metern vorherrscht. Das bedeutet, dass der arterielle Sauerstoffpartialdruck um ein Viertel vermindert ist. Zudem ist die Kabinenluft sehr trocken und verfügt über eine Luftfeuchtigkeit von nur ca. 15 %.

Für Flugreisen benötigen Personen mit Sauerstofftherapie eine Flugtauglichkeitsbescheinigung, die der Arzt ausstellt. Eine Abklärung ist durch einen Lungenfunktionstest sowie eine Blutgasanalyse möglich. Bei COPD-Patienten mit Lungenemphysem ist eine Abklärung mittels Röntgenaufnahme erforderlich.

Wenn Emphysemblasen vorliegen, in denen Luft enthalten ist, ist keine Flugtauglichkeit gegeben, weil die Blasen während der Start- und Landephasen platzen können und akute Lebensgefahr droht. Auch Wasseransammlungen im Körper (Ödeme), die sich häufig im Knöchelbereich zeigen, bieten keine guten Voraussetzungen für eine Flugreise.

Grundsätzlich wird COPD-Patienten empfohlen, während des Fluges nicht umherzulaufen, weil dies zu einem zusätzlichen Sauerstoffverbrauch führt. Die Sauerstoffsättigung würde hierdurch abfallen, was im Einzelfall gefährlich werden kann.
Sauerstoffgeräte sind bei der Fluggesellschaft anzumelden, bei einigen Flugzeugen sind nur bestimmte Modelle zugelassen. Je nach Fluggesellschaft ist eine Sauerstoffversorgung an Bord möglich, die vor Reiseantritt gebucht werden muss. Denken Sie bei der Buchung auch an eine Sitzplatzreservierung.

In Einzelfällen kann es vorkommen, dass während der Start- und Landephasen keine Versorgung mit Sauerstoff möglich ist. Auch das ist ein Aspekt, der im Vorfeld mit der jeweiligen Fluggesellschaft abgeklärt werden sollte.

*Bus- und Bahnreisen*

Vermeiden Sie bei Bus- und Bahnreisen das Mitnehmen von schwerem Gepäck, das Sie ohne Hilfe nicht selbst befördern können. Klären Sie im Vorfeld, ob das eigene Sauerstoffgerät den Transport-Bedingungen (insbesondere bei Flüssigsauerstofftanks) entspricht und ob am Sitzplatz Stromanschlüsse zum Aufladen der Akkus von mobilen Sauerstoffkonzentratoren vorhanden sind.

Während der Reise bewegen Sie sich regelmäßig, um den Blutfluss in Schwung zu halten. Im Sitzen hilft das Anspannen der Wadenmuskeln.

*Autoreisen*

Wer mit dem Auto verreist, hat es etwas einfacher, ist flexibler und kann kurzfristiger planen. Während der Reise sind regelmäßige Pausen wichtig. Alle 2 – 3 Stunden sollten Pausen eingelegt werden, um der Entstehung einer Thrombose vorzubeugen.

Bei der Mitführung eines Sauerstoffgerätes ist es wichtig, die erhöhte Brandgefahr stets im Auge zu behalten, denn Sauerstoff stellt ein Gefahrengut dar.

*Kreuzfahrten*

Für Personen mit gesundheitlichen Einschränkungen sind Kreuzfahrten ideal, denn eine ärztliche Betreuung ist hier auf den meisten Schiffen gewährleistet, weil ein Schiffsarzt an Bord ist. Zudem kann man auf sehr bequeme Art und Weise sogar trotz COPD in weit entfernte Länder reisen, die sonst nur mit langen und anstrengenden Flügen erreichbar sind.

Ist eine Sauerstoffversorgung notwendig, muss die Reederei rechtzeitig vor Reiseantritt die Genehmigung für Flüssigsauerstofftanks erteilen.

Ob eine Kreuzfahrt in Frage kommt, hängt auch von der Verträglichkeit der Meeresluft ab. Bei vielen COPD-Patienten führt die mit Salz angereicherte Luft zu einer stärkeren Anfeuchtung der Atemwegsschleimhaut, was einer Verbesserung des Krankheitsbildes zuträglich ist. Es gibt aber auch Patienten, bei denen Meeresluft einen zu starken Reiz ausübt, sodass eine Seereise nicht empfehlenswert ist.

Während der Reise ist unbedingt darauf zu achten, nicht in Kontakt mit den Abgasen des Kreuzfahrtschiffes zu kommen.

Schiffsmotoren enthalten hohe Stickoxid- und Rußanteile, die für COPD-Patienten belastend sind, die Atemwege derart reizen, dass es zu einer Exazerbation kommt. Um sich möglichst gut vor den Abgasen zu schützen, wählen Sie an Bord entsprechend sichere Aufenthaltsorte und Windrichtungen.

### *Medikamente*

Planen Sie rechtzeitig den benötigten Medikamentenvorrat für die gesamte Urlaubszeit. Dazu gehören die Medikamente Ihrer Standardtherapie als auch kurzwirksame Medikamente für den Notfall. Im Notfallpaket sollten vom Arzt verordnete Cortison- und Antibiotikatabletten enthalten sein.

Befördern Sie die Medikamente im Handgepäck, denn kommt der Koffer abhanden, dann sind auch die Medikamente verschwunden.

Bei Auslandsreisen ist es wichtig, die jeweiligen Einfuhrbestimmungen von Medikamenten abzuklären, und zwar auch dann, wenn es sich um frei verkäufliche Präparate und auch nicht um Betäubungsmittel handelt.

Häufig werden bei der Einreise Bescheinigungen über die Notwendigkeit der Medikamenteneinnahme verlangt, die der behandelnde Arzt oder Apotheker ausstellt. Bescheinigungen auf Englisch reichen in der Regel aus, Krankenkassen können diese in verschiedenen Sprachen zur Verfügung stellen. In speziellen Fällen, und um ganz auf Nummer Sicher zu gehen, kann man sich auch an das Auswärtige Amt wenden.

Dies kann bei der Mitnahme von Betäubungsmitteln ratsam sein. Eine hierfür benötigte Bescheinigung muss neben der Reisedauer auch genaue Angaben zur Wirkstoffbezeichnung und Einzel- und Tagesdosierung enthalten. Je nach Reiseland wird eine mehrsprachige ärztliche Bescheinigung empfohlen.

Ist keine Bescheinigung vorhanden, läuft man Gefahr, die Medikamente bei einer Kontrolle abgeben zu müssen.

## *Europäischer Notfall-Ausweis (ENA)*

Im Europäischen Notfall-Ausweis, der in neun Sprachen verfasst ist, werden wichtige Informationen über die Erkrankung eingetragen wie insbesondere allergische Reaktionen auf Medikamente, lebensnotwendige Medikamente, Impfungen und Blutgruppe. Dadurch ist für Notärzte sofort alles Wichtige ersichtlich, was für die Behandlung zu beachten ist.

Erhältlich ist der Europäische Notfall-Ausweis über Arztpraxen oder direkt beim Deutschen Bundesverlag in Bonn.

## *Versicherungen*

Trotz bester Vorbereitungen kann es immer dazu kommen, dass die Gesundheit kurzfristig doch noch die Urlaubspläne durchquert. Achten Sie daher bei der Reisebuchung unbedingt darauf, dass eine Rücktrittskostenversicherung enthalten ist, die eine Stornierung auch bei einer chronischen Krankheit absichert.

Auch während des Urlaubs kann sich die gesundheitliche Situation jederzeit verschlechtern, im schlimmsten Fall kann ein Krankenrücktransport notwendig werden. Überprüfen Sie, ob dieser in Ihrem Krankenversicherungsschutz für das Ausland enthalten ist.

## Angehörige – die wichtigsten Begleiter

Für viele Familien bedeutet die COPD einen herben Schicksalsschlag, den man erstmal verarbeiten und annehmen muss. Wenn jemand an COPD erkrankt, dann betrifft dies die ganze Familie, denn alle Familienmitglieder werden mit den Tücken und Herausforderungen der Krankheit konfrontiert, die einschneidende Veränderungen im Alltag und finanzielle Sorgen mit sich bringen können.

Es kann schwierig und belastend sein, mit anzusehen, wie jemand, den man liebt, von dieser Krankheit vereinnahmt wird. Jedes einzelne Familienmitglied ist auf seine eigene Art durch die COPD gefordert und muss sich mit der Krankheit auseinandersetzen, egal ob Ehepartner, Tochter, Sohn, Schwester oder Bruder. Hier geht es auch gegebenenfalls um eine neue Aufgabenverteilung, da der Erkrankte sie nicht mehr erledigen kann. Das fängt beim Tragen von schweren Gegenständen an und hört bei handwerklichen Tätigkeiten auf.

Jeder für sich muss einen Weg finden, wie er mit der neuen Situation und dem Erkrankten umgehen kann, um nicht selbst zu stark unter der Situation zu leiden. Dabei gilt es aber auch, dem Betroffenen dennoch genug Halt zu geben, damit dieser trotz seiner Krankheit eine mögliche Normalität erfahren kann. Denn jede Hilfe ist wichtig für den Erkrankten, auch wenn sie zunächst noch so klein erscheint.

Man will den Erkrankten beschützen, ihm bei Rückfällen zur Seite stehen und ihn auch immer wieder motivieren, seine Krankheit auszuhalten. Der Betroffene selbst wird meistens relativ gut durch ein Therapiekonzept aufgefangen und betreut. Angehörige jedoch sind auf sich allein gestellt, für sie gibt es kaum therapeutische Angebote, die sie auffangen und ihnen Möglichkeiten aufzeigen, wie sie mit ihrer Situation umgehen können. Probleme, die also zusätzlich zu der Erkrankung auftreten, sind keine Seltenheit.

Immerhin lässt die Krankheit zu, dass man sich über einen längeren Zeitraum hinweg an die neue Normalität gewöhnen kann.

Denn einen Vorteil hat COPD im Vergleich zu vielen anderen Krankheiten – sie kommt nicht von heute auf morgen in das Leben gestürzt, sondern schleicht sich nach und nach hinein. So wird man erst nach und nach mit den Problemen konfrontiert, die die COPD mit sich bringt, dass der Alltag eventuelle Einschränkungen erfordert oder dass der Arbeitsplatz in Gefahr geraten könnte.

## So können Angehörige helfen:

Besonders als Partner ist man gefordert und fühlt sich oft hilflos, wenn im Rahmen der COPD Atemprobleme, Depressionen oder Angstzustände auftreten. Dennoch gibt es viele Möglichkeiten, eine wichtige Stütze zu sein, zu motivieren und Mut zu machen und sich trotz allem dabei nicht zu verlieren:

*Informieren Sie sich über COPD*

Beteiligen Sie sich aktiv an der Erkrankung. Je mehr Sie über COPD lernen, umso besser können Sie Ihrem Partner helfen und sich in seine Sorgen einfühlen. Sie werden auch mehr Verständnis dafür bekommen, warum bestimmte Einschränkungen vorhanden sind

Werden Sie selbst aktiv, sich Wissen über COPD anzueignen, nur an den Arztterminen teilzunehmen, ist zu wenig. Das Internet, aber auch Selbsthilfegruppen sind gute Informationsquellen.

*Nichtraucher werden*

Rauchen ist die Hauptursache für COPD, und der Verzicht auf Zigaretten kann das Fortschreiten der Krankheit verlangsamen und eine Symptomverschlimmerung vermeiden.

Hier kann man als Angehöriger Großes leisten, denn Nichtraucher zu werden ist für die meisten Menschen ein schwieriges Unterfangen.

Helfen Sie Ihrem Partner, das Rauchen aufzuhören, motivieren Sie ihn, sein Vorhaben anzugehen und durchzuhalten. Falls Sie selbst rauchen, gehen Sie mit gutem Beispiel voran und geben Sie gemeinsam mit ihm das Rauchen auf. Zumindest aber sollten Sie in seiner Gegenwart nicht mehr rauchen, möglichst auch nicht in einem separaten Raum, denn der Atem, die Kleidung und die Haare ziehen den Geruch an.

*Anteilnahme und Einfühlungsvermögen*

Lassen Sie Ihren Partner spüren, dass Sie sich mit der Krankheit auseinandersetzen und sie diese verstehen. Geben Sie ihm das sichere Gefühl, dass er sich auf Sie verlassen kann und Sie ihn nach bestem Wissen unterstützen.

Hören Sie zu, wenn er Redebedarf hat, schweigen Sie gemeinsam, wenn es auch mal nichts zu sagen gibt. Geben Sie Trost, spenden Sie Hoffnung. All das ist nicht einfach, aber von unschätzbarem Wert.

Leider kommt es aus der Hilflosigkeit heraus häufig zu verletzenden Schuldzuweisungen. Allzu schnell kommt es zu Überreaktionen, sodass Dinge gesagt und getan werden, die der Situation nicht immer angepasst sind. Halten Sie sich möglichst mit unangebrachten Vorwürfen zurück. Auch wenn manche Dinge von der Sache her richtig sein mögen, so ist es dennoch nicht immer sinnvoll, sie auf den Tisch zu bringen.

Bedenken Sie, dass Ihr Familienangehöriger nicht mit Absicht in diese Krankheit gerutscht ist. Auch er würde selbst am liebsten noch gestern als heute wieder vollständig gesund werden und leidet wahrscheinlich noch mehr unter dieser Situation als Sie.

Durch entsprechendes Einfühlungsvermögen lässt sich hier so mancher Konflikt vermeiden.

*Gemeinsame Aktivitäten*

Regelmäßige körperliche Aktivitäten können für einige COPD-Patienten schwierig sein und die Atemnot verstärken. Bei anderen kann sie sich hingegen günstig auf den Krankheitsverlauf auswirken und die Atemmuskulatur stärken, was die Atmung langfristig verbessert. Wichtig ist, dass das Training nicht anstrengend, sondern moderat ist.

Sich stets allein zu motivieren, ist mühsam, und allzu schnell zieht der Schlendrian ein. Unterstützen Sie Ihren Angehörigen, indem Sie ihn begleiten und idealerweise feste Tage und Uhrzeiten für die Aktivitäten verabreden. Beginnen Sie mit leichten Spaziergängen in der Nähe, und steigern Sie allmählich die Dauer und das Tempo, je nachdem, was die Gesundheit ermöglicht.

*Gestalten Sie das Wohnumfeld COPD-freundlich*

Je weiter die Erkrankung fortschreitet, umso schwieriger werden alltägliche Dinge. Schon einfachste Aufgaben können zu Atemnot führen, und es kann schwierig sein, aus eigener Kraft von einem Zimmer ins nächste zu gehen.

Auch die Körperpflege wird immer beschwerlicher, sodass es irgendwann sinnvoll ist, einen Duschstuhl und/oder einen Treppenlift zu installieren. Das schont die Kräfte und bietet ein Stück weit mehr Lebensqualität und Selbständigkeit.

Staub ist ein Nährboden für belastende Substanzen für Ihren Angehörigen. Sorgen Sie stets für ein aufgeräumtes Wohnumfeld, dazu gehört auch die Beseitigung von Unordnung, da sich hier gerne Staub ansammelt.

### *Sorgen Sie für saubere Raumluft*

Durch eine saubere Raumluft helfen Sie Ihrem Partner dabei, Krankheitsschübe und Symptomverschlimmerungen zu verhindern. Lüften Sie regelmäßig, besonders wenn die sonstige Belüftung schlecht ist.

Verzichten Sie im Haushalt auf stark duftende Reinigungsmittel, Duftkerzen, Parfüms, Haarsprays und Lufterfrischer. All das kann bei Personen mit COPD gefährlich werden.

### *Vermeiden Sie Ansteckungen*

Halten Sie sich als Angehöriger so gesund wie möglich, und beugen Sie möglichen Infektionen der Atemwege vor, um Ihr erkranktes Familienmitglied nicht zu gefährden. Wenn Sie an einer Erkältung oder Grippe erkrankt sind, halten Sie so lange Abstand, bis Sie nicht mehr infektiös sind. Eventuell verbringt Ihr Angehöriger diese Zeit in einem anderen Wohnumfeld bei Verwandten oder Freunden.

Während der Krankheit desinfizieren Sie die häufig berührten Oberflächen mehrmals täglich. Idealerweise tragen Sie einen Mundschutz, um die Verbreitung von Keimen zu vermeiden.

*Begleitung zu wichtigen Terminen*

Begleiten Sie Ihren Partner zu Terminen, die mit der Erkrankung in Verbindung stehen, sei es beim Hausarzt, Pneumologen, Physiotherapeuten oder in der Selbsthilfegruppe, denn so können Sie ihm zur Seite stehen, und er fühlt sich nicht so allein.

Außerdem erhalten Sie hierdurch ein viel umfassenderes Verständnis für die Krankheit und den Umgang mit ihr. Sie erfahren auch, welche Medikamente eingenommen werden und durch welche Maßnahmen die Krankheitsbewältigung verbessert werden kann.

Zudem merken sich vier Ohren mehr als zwei. Machen Sie sich Notizen, dann können Sie sich später besser an die Empfehlungen des Arztes erinnern.

*Dem Kranken nicht alles abnehmen*

Die Krankheit schränkt den Betroffenen im Alltag stark ein. Viele Aktivitäten und Erledigungen, die vor der Erkrankung selbstverständlich waren, sind heute oft nicht mal ansatzweise möglich. Als gesunder Partner neigt man dazu, möglichst alles von ihm fernzuhalten und abzunehmen.

Was gut gemeint ist, kann die Unzufriedenheit verstärken und das Gefühl, für nichts mehr zu gebrauchen zu sein. Es ist ein Balanceakt, denn wenn der Erkrankte aktiv wird, kann er sich dabei auch schnell verausgaben, was sich ungünstig auf die Sauerstoffversorgung auswirkt.

Hier gilt es, herauszufinden, was noch geht und was nicht. Dabei ist immer mehr Zeit einzuplanen als früher, weil alles mehr Zeit braucht. Zwischendurch sind regelmäßige Pausen wichtig.

Durch alltäglich wiederkehrende Aufgaben erhält Ihr Partner ein wichtiges Gerüst, an dem er sich orientieren kann. Außerdem hat er das Gefühl, auch weiterhin gebraucht zu werden. Solange diese Aufgaben keine Überforderung für den Erkrankten darstellen, helfen sie, trotz der gesundheitlichen Einschränkungen ein halbwegs normales Leben führen zu können. Um das Zusammenleben trotz der Erkrankung zu erleichtern, kann das Einführen gewisser Regeln nützlich sein.

*Notfall rechtzeitig erkennen*

Einige COPD-Patienten wollen ihre Angehörigen nicht belasten und teilen nicht immer ehrlich mit, wie schlecht es ihnen tatsächlich geht.

Das ist nicht ungefährlich, denn akute Notfälle werden dadurch möglicherweise nicht rechtzeitig erkannt. Lernen Sie daher, wie Sie Anzeichen eines Notfalls erkennen können. Typische COPD-Komplikationen sind Atemwegsinfektionen, Atemnot, Herzprobleme, Wassereinlagerungen und Depressionen.

Beobachten Sie Ihren Partner, und wenn Sie Veränderungen der Symptome, der Stimmung oder des Verhaltens bemerken, ermutigen Sie ihn, Kontakt mit seinem Arzt aufzunehmen.

## Unterstützung für Angehörige

Stetig ist da diese Angst, die man zuvor nicht kannte - ein Gefühl der Hilflosigkeit, Sorge um den Angehörigen, um die Zukunft, Angst, dass ein Notfall eintreten könnte. Und das alles Tag und Nacht – ein verändertes Atemmuster lässt aufhorchen, mehr Husten, mehr Schleim, einfach mehr von allen Symptomen. Die Krankheit bestimmt irgendwann den Alltag und den Tagesablauf und nicht umgekehrt.

Zwischendurch wird man vom Gefühlschaos übermannt, man wird wütend, dass die ganze Lebensplanung auf den Kopf gestellt wird. Und immer wieder diese Fragen - Warum passiert das mir? Warum uns? Womit haben wir das verdient? Die Kinder sind doch noch so jung, sie brauchen ihren Vater. Welche Spuren hinterlässt das, wenn sie ihren Vater so viele Jahre lang so krank erleben?

Man fühlt sich als Partner oft allein gelassen, ja, durchaus auch im Stich gelassen. Die Freunde werden immer weniger, aus Unsicherheit oder auch aus Ignoranz. Wer will sich schon mit Krankheitsthemen auseinandersetzen? Das will niemand gerne, aber wenn man nicht davor weglaufen kann?

Trotz allem – es gibt Hilfe von außen. Während Angehörige noch bis vor wenigen Jahren nicht in die Therapiekonzepte eingebunden wurden, werden sie heute nicht mehr als störend ausgegrenzt, sondern vielmehr als wertvoller Wegbegleiter des Erkrankten geschätzt.

Um also die gesamte Familie auf den Umgang mit der Krankheit vorzubereiten, ist es sinnvoll, direkt zu Beginn entsprechende Beratungsgespräche mit allen Beteiligten zu führen. Dies fördert das Verständnis für das erkrankte Familienmitglied und hilft dabei, gewisse Unsicherheiten zu beseitigen. Auch das Gefühl, dass man sich als Familie mit seinem Schicksal allein gelassen fühlt, kann auf diese Art und Weise entschärft werden.

Viele Angehörige stellen die Bedürfnisse des Erkrankten über die eigenen und vernachlässigen die eigenen Bedürfnisse und körperlichen und gesundheitlichen Grenzen. Schon manch einer hat die eigenen Kräfte überschätzt und musste dann selbst mit Gesundheitsproblemen kämpfen.

Es kostet Kraft, ein schwer erkranktes Familienmitglied intensiv zu begleiten. Man geht über seine körperlichen und psychischen Grenzen hinaus und nimmt erst Hilfe von außen an, wenn es schon fast zu spät ist. Man meint es gut, aber letztendlich hat ein pflegebedürftiger Angehöriger nichts davon, wenn man sich überfordert und selbst krank wird.

Damit die eigenen Kräfte nicht bis ins Unermessliche ausgezehrt werden, sollte man sich regelmäßige Auszeiten gönnen, täglich, wöchentlich oder auch durch spezielle Kuren für pflegende Angehörige, die von Krankenkassen finanziell unterstützt werden.

## Selbsthilfegruppen – eine wertvolle Unterstützung

Gerade wenn man seine Diagnose kürzlich erst erhalten hat und im Umgang mit seiner Erkrankung noch sehr unsicher ist, kann der Kontakt zu Gleichgesinnten, die ganz ähnliche Erfahrungen gemacht haben, eine wertvolle Stütze sein.

Sich alleine fühlen mit einer schweren Erkrankung wie der COPD? Was früher häufig vorkam, muss heute nicht mehr sein. Gleichgesinnte kann man mit ein paar Mausklicks in der virtuellen Welt sehr einfach finden, sei es über Facebook oder bestimmte Internetforen.

Auch außerhalb der digitalen Welt gibt es gute Möglichkeiten, Kontakt zu Gleichgesinnten aufzunehmen, COPD-Selbsthilfegruppen bieten hier die besten Anlaufmöglichkeiten und sind mittlerweile in fast jeder Stadt vorhanden. Denn auch wenn das Internet eine unverzichtbare Informations- und Kontaktquelle ist, so ersetzt sie dennoch nicht den persönlichen Kontakt zu Personen in einer Selbsthilfegruppe. Je nach Organisation der Gruppe ist sie ausschließlich für Betroffene zugänglich, häufig werden aber auch Angehörige mit eingebunden.

Hier trifft man Menschen mit ähnlichen Erfahrungen, Problemen, Sorgen und Ängsten. Besonders wertvoll ist der Erfahrungsaustausch „auf Augenhöhe", denn wer kann einen besser verstehen als jemand, der dieselben Probleme wie man selbst hat? Und ist es nicht ideal, wenn man aus den Erfahrungen anderer lernen kann?

Tipps, die man hier erhält, betreffen zumeist Informationen über sinnvolle oder sinnlose Therapien und Medikamente. Auch ein Erfahrungsaustausch über Therapeuten gehört dazu und schon manch Arzt- oder Krankenversicherungswechsel ist durch den Informationsaustausch in Selbsthilfegruppen zustande gekommen.

Das hier erlangte Wissen kann viel Zeit, Leid und Geld sparen, aber auch zu einer spürbaren Verbesserung der Lebensqualität beitragen. Manchmal sind es ganz banale Dinge, auf die man selbst gar nicht gekommen wäre, es kann aber auch etwas ganz Bedeutsames dabei herauskommen, wie etwa eine Empfehlung, wie man erfolgreich einen Widerspruch bei der Pflegekasse einlegt, wenn diese eine Pflegestufe abgelehnt hat. Aber auch Verständnis und Motivation sind wesentliche Eigenschaften, die gut funktionierende Selbsthilfegruppen ausmachen.

Neuankömmlinge profitieren sehr von den Erfahrungen der Mitbetroffenen, wenn diese schon einige Zeit voraus sind, über einen wertvollen Wissensschatz verfügen und auch bereit sind, diesen mit anderen zu teilen.

Selbsthilfegruppen leben vom konstruktiven Austausch der Mitglieder. Es sind keine Einbahnstraßen, sondern Selbsthilfe ist auch ein Geben und Nehmen. Manch einer denkt, dass hier hauptsächlich gejammert werde und scheut daher die Kontaktaufnahme, doch in aller Regel ist dies nicht der Fall.

Vielmehr bilden Selbsthilfegruppen einen wichtigen Anker, den Ärzte in ihrem hektischen Praxisalltag gar nicht leisten können. Das „Aufgehobensein“ auf ärztlicher Seite bleibt leider allzu oft auf der Strecke. Es geht meist um die technische Abwicklung der Krankheit, das Seelische hingegen kommt völlig zu kurz. Somit schließen Selbsthilfegruppen heutzutage eine unverzichtbare Lücke im Gesundheitswesen.

Schließlich bietet die Teilnahme an einer Selbsthilfegruppe auch eine gute Möglichkeit, weiter am sozialen Leben teilnehmen zu können und einer Isolation vorzubeugen. Gemeinsam lassen sich auch Projekte anstreben, um auch anderen Betroffenen Mut zu machen. Dies wirkt nicht nur der gesellschaftlichen Isolation entgegen, sondern der Fokus wird nicht mehr alleine auf die eigenen Sorgen gelegt.

Je nach Größe und Organisation der Selbsthilfegruppe finden interessante Veranstaltungen statt, in denen weiteres wertvolles Wissen vermittelt wird. Gern gesehene Referenten sind Ärzte, Physiotherapeuten, Apotheker und Heilpraktiker, die Vorträge über COPD-spezifische Themen halten und neueste Erkenntnisse vorstellen.

Um herauszufinden, ob eine passende Selbsthilfegruppe in der Nähe ist, kann man das jeweilige Gesundheitsamt der Stadt oder des Kreises oder die Krankenversicherung kontaktieren.

## Schwerbehindertenausweis und Behindertenparkplatz bei COPD

Je länger die Erkrankung andauert, umso mehr ist mit einer Verschlechterung der Symptome und der Lungenfunktion zu rechnen. Je nach Umfang und Intensität der COPD-bedingten Symptome, aber auch der Begleiterkrankungen, die zu Einschränkungen im täglichen Leben führen, kann eines Tages das Thema Schwerbehinderung relevant werden.

Sobald die Gesundheit dauerhaft beeinträchtigt ist und der Grad der Behinderung mindestens 50% ausmacht, liegt eine Schwerbehinderung vor. Bei COPD ist ab dem Schweregrad III davon auszugehen, ein gesetzlicher Anspruch darauf besteht allerdings nicht.

Eine Anerkennung einer Schwerbehinderung ist vom Gesetzgeber als Maßnahme vorgesehen, etwaige Nachteile, die aufgrund der Behinderung auftreten, auszugleichen. Hauptsächlich betrifft dies Bereiche des Berufslebens, indem den Betroffenen gewisse Sonderrechte zugestanden werden.

So hat ein schwerbehinderter Arbeitnehmer nicht nur einen rechtlichen Anspruch auf eine Teilzeitstelle, sondern erhält bei einer Vollzeitstelle jährlich eine Woche zusätzlichen Urlaub. Bei etwaiger Mehrarbeit kann er diese ablehnen, denn die gesetzlich vorgeschriebene werktägliche Arbeitszeit von 8 Stunden sollte nicht überschritten werden.

Schwerbehinderte stehen unter einem besonderen Kündigungsschutz, demzufolge eine Kündigung nur dann möglich ist, wenn das zuständige Integrationsamt zustimmt. Bei eigenständiger Kündigung des Betroffenen, einem Aufhebungsvertrag oder zeitlich befristetem Arbeitsverhältnis ist das Integrationsamt nicht relevant.

Bei der Arbeitssuche kann die Schwerbehinderung vorteilhaft sein, wenn es sich insbesondere um Arbeitsplätze im öffentlichen Dienst handelt. Viele öffentliche Einrichtungen verfügen über eine größere Anzahl an Arbeitsplätzen, die vom Gesetzgeber her vorrangig mit schwerbehinderten Personen besetzt werden müssen. Dies soll die Chance für diese Personengruppe erhöhen, einen neuen Arbeitsplatz zu finden.

Auch außerhalb des Berufslebens bringt die Anerkennung des Schwerbehindertengrades einige Erleichterungen mit sich. Dies kann die Nutzung öffentlicher Verkehrsmittel betreffen, aber auch Hilfen zur Weiterführung des Haushaltes und Überwindung besonderer Schwierigkeiten sowie Leistungen zur medizinischen Rehabilitation.

Trotz einiger überzeugender Vorteile sollte sich jeder, der vor der Entscheidung steht, einen Schwerbehindertenausweis zu beantragen, die Frage stellen, ob dies tatsächlich sinnvoll ist. Denn ein Schwerbehindertenausweis bringt nicht nur Vorteile mit sich. Besonders wenn Sie sich um einen neuen Arbeitsplatz in der freien Wirtschaft bemühen, kann sich ein solcher Status durchaus negativ auswirken.
Ansprechpartner für die Beantragung einer Schwerbehinderung ist in der Regel das ortsansässige Versorgungsamt oder Landesamt. Die meisten Ämter stellen die entsprechenden Antragsformulare inzwischen online zur Verfügung. Sobald der Antrag beim zuständigen Amt eingetroffen ist, werden Befunde und Gutachten von den behandelnden Ärzten angefordert. Es ist ratsam, auch eigene Unterlagen zusammenzustellen und diese dem Amt zur Verfügung zu stellen, denn man weiß nie, welche Ärzte das Amt tatsächlich kontaktiert. Durch eigene Unterlagen kann man das Risiko reduzieren, dass wichtige Informationen unter den Tisch fallen.

Leider kommt es nicht selten vor, dass die gesundheitliche Situation seitens der Versorgungsämter nicht adäquat eingeschätzt wird. Daraus resultierend wird manch Antrag unberechtigterweise abgelehnt. Nimmt man direkt Kontakt mit den Amtsmitarbeitern auf, wird man uner-

mündlich darauf verwiesen, dass man sich auf die Aktenlage stütze und sich auf die vorliegenden ärztlichen Befunde verlasse.
Tatsächlich sind die Informationen, die seitens der Ärzte an die Versorgungsämter übermittelt werden, nicht selten zu wenig aussagekräftig, was zu falschen Entscheidungen durch die Ämter führt.

Falls der Antrag abgelehnt wird, sollte man sich nicht verunsichern lassen, denn es kann sich lohnen, Widerspruch einzulegen. Es kann sein, dass man dann zu einem Gutachter zitiert wird, das ist lästig und auch nicht immer mit dem Ergebnis verbunden, das man sich erhofft hat. Möglich ist, dass dieser zwar eine höhere prozentuale Schwerbehinderung feststellt, aber eben noch nicht die 50%, die für die Ausstellung eines Schwerbehindertenausweises und den damit verbundenen Sonderrechten erforderlich sind.

Wird der Antrag positiv beschieden, erhält man einen Schwerbehindertenausweis mit einer Gültigkeit von maximal 5 Jahren. Eine rechtzeitige Beantragung zur Verlängerung sollte man im Auge behalten. In Ausnahmefällen wird der Schwerbehindertenausweis auch unbefristet ausgestellt, was insbesondere chronische unheilbare Erkrankungen betrifft, bei denen keine Besserung zu erwarten ist.

Wenn sich der Gesundheitszustand in der Zwischenzeit verschlechtert, kann jederzeit ein Verschlimmerungsantrag gestellt werden. Dadurch wird die prozentuale Einstufung der Schwerbehinderung erhöht, was besonders für diejenigen relevant ist, dessen Antrag zuvor abgelehnt wurde. Liegt eine Verschlechterung vor, muss diese von dem behandelnden Arzt durch entsprechende Befunde belegt werden.

Bei fortgeschrittenem COPD-Krankheitsstadium kommt beim Thema Schwerbehinderung auch der Aspekt „Behindertenparkplatz“ auf. Vor allen öffentlichen Einrichtungen und an wichtigen zentralen Punkten wie Supermärkten und Arztpraxen sind entsprechende Parkplätze vorhanden. Grundsätzlich sind diese für Menschen mit einer außergewöhnlichen Gehbehinderung vorgesehen.

Für COPD-Patienten ist das Thema relevant, wenn die Atemnot sehr stark ausgeprägt ist, und bereits sehr kurze Wegstrecken kaum noch zu bewältigen sind.
Das Auto ist dann für viele Patienten das wichtigste Verkehrsmittel, auch trotz der körperlichen Einschränkung noch mobil zu sein.

Behindertenparkplätze bieten dem Fahrer oder Beifahrer eine größere Bewegungsfreiheit. Sie sind breiter als normale PKW-Stellplätze, damit die Wagentür in vollem Radius geöffnet werden kann. Rollstuhlfahrer beispielsweise müssen ihren Rollstuhl unmittelbar neben der Fahrertür platzieren können, um ohne Probleme einzusteigen. Zudem sollen Behindertenparkplätze besonderes günstig gelegen sein, sodass es idealerweise vom Parkplatz aus nur wenige Schritte bis zum Eingang sind. Dies ist wichtig vor allem für Personen mit Gebehinderungen oder Atemwegserkrankungen.

Es reicht nicht aus, einen Schwerbehindertenausweis zu besitzen und diesen im Fahrzeug sichtbar auszulegen. Stattdessen ist ein speziell ausgestellter Parkausweis für Schwerbehindertenparkplätze erforderlich. Dies ist ein EU-weit einheitlich ausgestellter blauer Parkausweis. Er ist auf die jeweilige Person bezogen, kann nicht auf andere übertragen werden und bezieht sich auf den Inhaber, nicht jedoch auf ein bestimmtes Auto.

Für die Genehmigung zur Nutzung eines Behindertenparkplatzes sind die gesetzlichen Rahmenbedingungen sehr eng gefasst. Viele körperlich stark beeinträchtigte Personen, von denen man denken würde, dass Ihnen eine derartige Nutzungsmöglichkeit zustehen würde, erhalten eine Ablehnung. Das Hauptkriterium hierfür betrifft die Gebehinderung, die derart stark ausgeprägt sein muss, dass selbständiges Laufen nicht mehr möglich ist. Nur wenn das Merkzeichen aG oder Bl eingetragen ist, sind die erforderlichen Voraussetzungen für den Nutzungsanspruch erfüllt.

Da durch die sehr eng gefassten Rahmenbedingungen eine große Anzahl Personen durch das Raster fällt, die in ihrer Mobilität stark eingeschränkt ist, aber nicht auf Behindertenparkplätzen parken darf, ist der seit einigen Jahren erhältliche orangene Parkausweis eine interessante Ergänzung.

Dieser ist für bestimmte Personen relevant, die z. B. eine Beeinträchtigung der Atemorgane aufweisen und einen Schwerbehindertengrad von mindestens 50 aufweisen.

Er ist nur in Deutschland gültig und ermöglicht einige Parkerleichterungen, wie etwa das Parken im eingeschränkten Halteverbot für die Dauer von bis zu 3 Stunden, sowie das Parken in Fußgängerzonen für die Dauer der Ladezeit, wenn diese für bestimmte Zeiten für Be- und Entladen freigegeben sind. Zudem kann an Parkscheinautomaten und Parkuhren kostenfrei und zeitlich unbegrenzt geparkt werden. Das Parken auf Behindertenparkplätzen ist mit dem orangefarbenen Parkausweis nicht erlaubt.

Dieser Sonderparkausweis ist auf Antrag bei der Straßenverkehrsbehörde des jeweiligen Wohnortes erhältlich.

Darüber hinaus gibt es in einigen Bundesländern für bestimmte Personenkreise weitere Möglichkeiten zur Parkerleichterung. Welche dies sind, erfährt man beim jeweiligen Straßenverkehrsamt.

## Erwerbsminderungsrente

Zu Beginn der Erkrankung ahnt man sicher noch nicht die Ausmaße, die die COPD eines Tages mit sich bringen wird. Mit fortschreitendem Erkrankungsstadium kommt es bei den meisten Patienten zu einer derart zunehmenden Beeinträchtigung der Lebensqualität, dass diese im Alltag und Berufsleben starke Einschränkungen erfahren. Wenn das Renteneintrittsalter noch nicht erreicht ist, bringt dies für die Betroffenen gravierende Einschnitte mit sich. Dies passiert selten über Nacht, sondern ist vielmehr ein schleichender Prozess, der sich über Monate und Jahre zieht.

Mit großer Mühe hangelt man sich durch den Arbeitsalltag und fällt todmüde auf die Couch, sobald man nach Feierabend Zuhause ankommt. An Freizeitaktivitäten ist immer weniger zu denken, stattdessen sehnt man sich von einem Wochenende zum nächsten Wochenende, um sich zu erholen. Und je länger die Erkrankung andauert, umso schwieriger wird es.

Krankschreibungen werden immer häufiger, je länger diese andauern und je kürzer die Abstände zwischen den einzelnen Phasen sind, umso mehr steht die Angst um den Arbeitsplatz im Raum.
Man wehrt sich mit Händen und Füßen gegen das, was da augenscheinlich auf einen zukommt und nichts Gutes bedeutet. Man will es unbedingt verhindern, denn der Job hat schließlich viele positive Aspekte inne. Besonders ist da der finanzielle Aspekt, denn alles andere, was nach dem Jobverlust kommt, bedeutet zwangsläufig finanzielle Einbußen. Als wäre die gesundheitliche Situation mit all den Einschränkungen nicht schon genug, kommen auch noch die finanziellen Sorgen hinzu.

Wer nicht funktioniert, wird ausgemustert, das geht heutzutage meistens schnell, notfalls auch mit einer kleinen Abfindung, aber für den Arbeitgeber ist es am Ende des Tages dann trotzdem noch die preiswertere Lösung.

Wenn dies passiert, und der Gesundheitszustand tatsächlich auch keine alternative Erwerbsmöglichkeit zulässt, dann führt an der Erwerbsminderungsrente kein Weg vorbei. Doch dieser Weg ist kein einfacher und für viele Betroffene mit Aufwand, Laufereien und nicht selten auch Frustration verbunden.

In Einzelfällen kann es auch die Krankenversicherung sein, die den Weg antreibt. Dies ist dann der Fall, wenn Krankschreibungen sehr lange andauern, und die Versicherung durch Bewilligung der Erwerbsminderungsrente den Bezug des Krankengeldes verkürzen kann.

Hier sollte man sich allerdings nicht bedrängen und in die Ecke treiben lassen, denn finanziell bringt das für viele Betroffene Einbußen mit sich, da die Rente in der Regel geringer ausfällt als das Krankengeld.

Auch wenn man sich mit jedem weiteren Telefonat und Brief seitens der Krankenversicherung gegängelt fühlt, sollte man einen klaren Kopf bewahren und die eigenen Interessen sorgfältig abwägen.

*Grundsätzlich ist die Gewährung der Erwerbsminderungsrente seit dem 02.01.2001 wie folgt geregelt:*

Bei einem Leistungsvermögen von unter drei Stunden erhält der Versicherte die volle Erwerbsminderungsrente. Bei drei bis unter sechs Stunden wird die halbe Erwerbsminderungsrente genehmigt und bei mehr als sechs Stunden besteht kein Anspruch auf eine Erwerbminderungsrente.

Bei der Zuordnung der jeweiligen Rentenstufe ist die bisherige Tätigkeit irrelevant. Maßgeblich ist lediglich der allgemeine Arbeitsmarkt, und es wird nicht berücksichtigt, welche andere Tätigkeit mit der Erkrankung zumutbar ist.

Nach einem Ablehnungsbescheid seitens des Rentenversicherungsträgers ist eine Berufung häufig unvermeidbar, um die finanzielle Existenz zumindest ansatzweise abzusichern. Wer über keine private Zusatzversicherung für eine eventuelle Berufsunfähigkeit verfügt, wird allein mit der Erwerbsminderungsrente der gesetzlichen Rentenversicherung keine großen Sprünge machen können. Je nach Anspruch liegt die Rente nur etwas über dem Hartz 4-Niveau, unter Umständen sogar darunter, sodass sie weder zum Leben, noch zum Sterben reicht.

Darüber hinaus kommt häufig die Sorge über die Dauer der Rentenzahlung hinzu. Ein Erstbescheid ist in der Regel auf 2 Jahre befristet, in Einzelfällen ist es kürzer oder länger.

Wenn sich die gesundheitliche Situation nicht verbessert, sollte man einige Monate vor Ablauf der vorgesehen Bezugsdauer eine Verlängerung beantragen. Dies führt meistens dazu, dass ein erneuter Gutachtertermin angesetzt wird, um den Gesundheitszustand zu überprüfen. Wie schnell es dann zu einer weiteren Bewilligung kommen wird, hängt vom Einzelfall ab.

Möglich ist durchaus, dass zeitig nach dem Gutachtertermin die Bewilligung für weitere zwei Jahre erfolgt. Vielleicht wird es aber auch nur für ein Jahr oder auch für eine längere Dauer sein. Nach der dritten befristeten Verlängerung ist es üblich, dass die Rente als unbefristet bewilligt wird.

## Adressen

**Deutsche Gesellschaft für Pneumologie**
Und Beatmungsmedizin e.V.
Robert-Koch-Platz 9
10115 Berlin
E-Mail: info@pneumologie.de
www.pneumologie.de

**Forschungsgesellschaft**
Atemwegerkrankungen e.V.
c/o Atlantis Hotel am Meer
Sandwall 29
25938 Nordseeheilbad Wyk auf Föhr
E-Mail: verein@atemwege.science
www.atemwege.science

**OxyCare GmbH**
Sauerstoff- u. Beatmungstechnik
Holzweide 6
28307 Bremen
E-Mail: ocinf@oxycare.eu
www.oxycare-gmbh.de

**VitalAire GmbH**
Niederlassung Bremen
Zum Panrepel 5c
28307 Bremen
E-Mail: info@vitalaire.de
www.vitalaire.de

**Deutsche Emphysemgruppe e.V.**
Schulstraße 9
29358 Eicklingen
E-Mail: kontakt@deutscheemphysemgruppe.de
www.deutsche-emphysemgruppe.de

**Deutsche Lungenstiftung e.V.**
Reuterdamm 77
30853 Langenhagen
E-Mail: info@lungenstiftung.de
www.lungenstiftung.de

**Deutsche Atemwegsliga e.V.**
Raiffeisenstr. 38
33175 Bad Lippspringe
E-Mail: kontakt@atemwegsliga.de
www.atemwegsliga.de

**Patientenorganisation Lungenemphysem-COPD Deutschland**
Lindstockstrasse 30
45527 Hattingen
www.lungenemphysem-copd.de

**COPD - Deutschland e.V.**
Landwehrstraße 54
47119 Duisburg
E-Mail: verein@copd-deutschland.de
www.copd-deutschland.de

**Deutsche Patientenliga Atemwegserkrankungen DPLA e. V.**
Adnet-Straße 14
55276 Oppenheim
E-Mail: info@pat-liga.de
www.pat-liga.de

**Stiftung AtemWeg**
Stiftung zur Erforschung von Lungenkrankheiten
Max-Lebsche-Platz 31
81377 München
E-Mail: info@atemweg-stiftung.de
www.stiftung-atemweg.de

**Lungenärzte im Netz**
**Monks – Ärzte im Netz GmbH**
Tegernseer Landstraße 138
81539 München
E-Mail: info@lungenaerzte-im-netz.de
www.lungenaerzte-im-netz.de

**Deutsche Sauerstoff- und Beatmungsliga LOT e. V.**
Selbsthilfegruppen für Sauerstoff-Langzeit-Therapie
Frühlingstraße 1
83435 Bad Reichenhall
E-Mail: info@sauerstoffliga.de
www.sauerstoffliga.de

**Bundesverband der Pneumologen**
Hainenbachstr. 25
89522 Heidenheim
E-Mail: info@pneumologenverband.de
www.pneumologenverband.de

**Sauerstoff und Sinn**
Psychopneumologische Beratung
Monika Tempel
Clermont-Ferrand-Allee 28 F
93049 Regensburg
E-Mail: info@monikatempel.de
www.monikatempel.de

**Österreichische Lungenunion**
Obere Augartenstr. 26-28
A-1020 Wien
E-Mail: office@lungenunion.at
www.lungenunion.at

**Lungenliga Schweiz**
Chutzenstr. 10
CH-3007 Bern
E-Mail: info@lung.ch
www.lungenliga.ch

## Webseiten:

**Gratwanderung**
Informationsportal für Angehörige
https://lungennetzwerk.bplaced.net/gratwanderung/

**COPD Selbsthilfe e.V.**
Die COPD Selbsthilfe Gemeinschaft
www.copd-selbsthilfe.de

**COPD aktuell**
Informationsportal zu chronisch obstruktiven Lungenerkrankungen
www.copd-aktuell.de

**leichter-atmen.de**
Informationsportal für COPD-Patienten und deren Angehörige
www.leichter-atmen.de

# Die richtige Ernährung bei COPD

## 120 leckere Kochrezepte um COPD zu lindern

Kennzeichnend für die chronisch obstruktive Lungenerkrankung COPD ist eine Verengung der Atemwege durch eine Zunahme des Bindegewebes im Bereich der Bronchien. Im Gewebe der Lunge entstehen zäher Schleim und Narben.

**Tatsächlich ist es so, dass zwischen Ernährung und Atmung ein enger Zusammenhang besteht, denn die Nahrung, die wir zu uns nehmen, kann die Atmung positiv oder negativ beeinträchtigen.**

Durch die richtige Ernährung wird der Körper gestärkt und besser mit Sauerstoff versorgt, dadurch können Begleiterkrankungen gelindert werden.

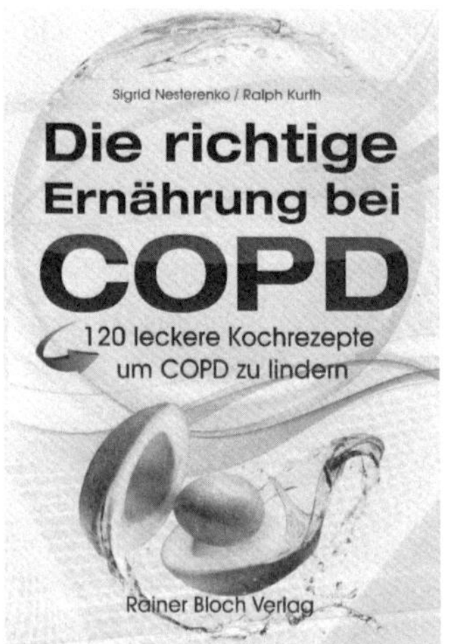